上海市2022年度"科技创新行动计划"科普专项项目
（项目编号：22DZ2304600）

家长必读

小脚丫 大健康

陈世益　戈允申／主编

中华医学会运动医疗分会
足踝工作委员会／组编

复旦大學 出版社

编委会

为孩子做好足踝健康管理是
每位父母的重要责任

体育运动不仅能塑造孩子强健的体魄、坚韧的心性和协作精神，而且对孩子的整体健康发展至关重要。我国的《"健康中国 2030"规划纲要》《全民健身计划（2021—2025 年）》以及《青少年体育"十三五"规划》等政策法规都强调了青少年及儿童体育运动的重要性。特别是在运动医学领域，随着孩子运动量的增加，足踝健康成为一个关注重点。

孩子的双足从尝试站立的那一刻起，就承担了支撑身体的重要角色。不仅如此，孩子的站立、行走、跑跳等所有下肢运动都离不开双足的支持。但许多家长可能不清楚如何去爱护孩子的双足，也可能不了解孩子足踝容易出现的问题，以及如何处理这些问题。

复旦大学运动医学研究所对近 9 000 名 6 ～ 16 岁的在校少年儿童进行的足踝调查显示了足踝健康问题的严重性。研究结果表明，虽然随着孩子的发育，足弓情况会逐渐改善，但在 14 ～ 16 岁的少年儿童中，仍有大约 25% 的孩子存在足弓偏低的情况。这表明我国少年儿童的足踝健康状况令人担忧，需要家长们的更多关注和适当干预。

本书旨在普及足踝健康相关知识，提高家庭和社会对儿童足踝健康的重视，进而促进对儿童足踝的关注和保护。书中首先介绍了足踝的结构和功能，帮助读者理解足踝的重要性及儿童足踝的正常发育规律。目的是让家长在育儿过程中能够更加科学、有效地关注孩子的足踝健康，避免走弯路。接着，书中详细介绍了儿童足踝在生长发育过程中可能出现的问题和常见的运动损伤。通过这些信息，家长可以学习到相应的预防措施，从而降低孩子足踝问题的发生率。一旦出现问题，家长能够及时采取干预措施，帮助孩子的足踝健康成长。此外，书中还强调了足踝健康与日常穿着的鞋子之间的密切关系，并详细介绍了如何为孩子挑选合适的鞋子，以更好地保护儿童足踝。书的最后部分，列出了一些日常可以进行的足踝运动，这些运动不仅有助于足踝的健康发育，也能改善一些足腿问题。

作为一本专门针对儿童足踝健康的科普书籍，本书内容丰富，不仅收集了家长们在生活中常遇到的各种儿童足踝相关问题，还邀请了来自运动医学、骨科、生物力学、运动康复、制鞋等领域的专家、学者参与内容编撰，确保了本书的科学性和权威性。通过阅读本书，希望能帮助父母们采用科学方法，有效保护孩子的足踝健康，让每个孩子都能健康成长，自由奔跑！

目 录

1

第三章

警惕　儿童足踝常见运动损伤及预防

第四章

支招　如何选择合适的鞋子

第五章

牢记　每天动一动，足部更健康

第一章

揭秘

足踝的神奇构造及其生长发育

　　关于"足踝"你了解多少？足踝虽小，作为一个精密的整体，也是由关节、肌肉、神经和血管等组成，人体的每一次行走或跑跳，都会调动足踝的各个结构。与身体的其他部位一样，足踝也会随着身体发育而有所变化。要想孩子身体健康发育，足踝健康一定不能忽视！

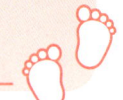

第一节 | 小脚掌大功用：足踝的结构与功能

　　每个"小神兽"都是独特的个体，但他们的成长却遵循着一定的规律，足踝的发展也不例外。足踝在生活中扮演着重要角色，从孩子的日常行走、站立，到跑、跳，都离不开其重要的支撑稳定和活动功能。

　　在孩子生长发育的过程中，足踝的结构也在不断变化，以适应体格发育和活动水平增长的需求。了解足踝的结构和功能特点有助于家长更加了解孩子的身体发育。让我们一起从认识足踝的结构与功能开始。

　　足也称为脚，组成结构复杂，是人体重要的负重器官和运动器官，由皮肤、血管、神经、肌腱、肌肉和骨骼等组成。

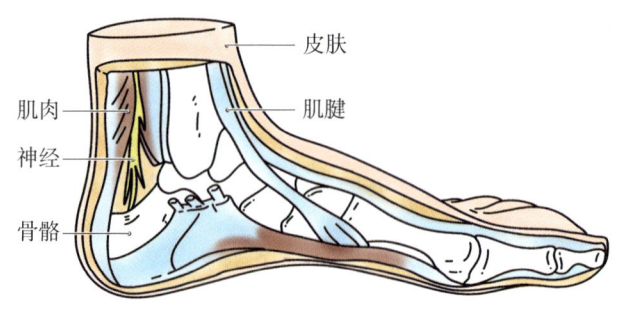

足踝的结构

　　那么，我们的足到底有多少块骨头呢？答案是 26 块。足分为前足、中足和后足，这 26 块骨骼承担着人体的重量，每一块骨骼都在自己的位置上发挥着特定的作用。

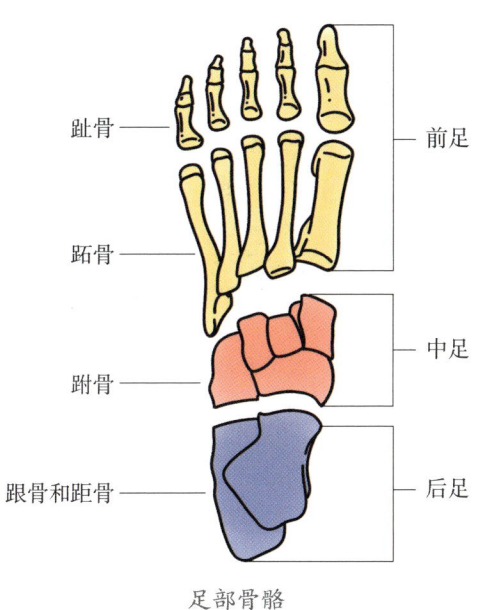

趾骨 —— 前足

跖骨

跗骨 —— 中足

跟骨和距骨 —— 后足

足部骨骼

　　前足由 19 块小骨组成，借助足趾有助于抓稳地面，平衡我们的身体。后足由 2 块骨头组成，它可直接承受人体的部分重量。中足则起到连接前足和后足的作用，该部位是由 5 块骨组成的"小桥"，把身体部分重量从后足传递至前足。

　　足掌通常是指足的下表面，包括前足和中足的部分。足跟特指后足中的跟骨区域，是承受体重时接触地面的部分。

　　踝关节就是我们说的足踝，如果评选身体里的"大力士"，那一定非踝关节莫属。踝关节是下肢最细的部位，当身体处于站姿时，踝关节几乎承受了身体的全部重量；当我们行走时，踝关节所承担的负重可以达到体重的 5 倍。由此可见足踝的重要性。一旦足踝扭伤，人的活动会受到限制，所以很多运动员都非常重视对足踝的保护。

　　踝关节主要由骨骼、韧带、肌腱、肌肉、神经和血管等组成。它是一个精密的整体，在跑步、登山、跳高、跳远等下肢运动中，

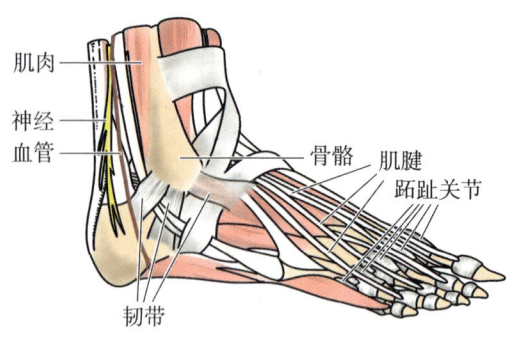

肌肉

神经

血管

骨骼　肌腱

跖趾关节

韧带

踝关节的结构

踝关节发挥着重要作用。跖趾关节也很重要，让我们了解一下它的特点。

跖趾关节是位于足趾与足背相连接部位的 5 个小关节，位于前足，能够让足趾做出向上、向下的动作。在跑步、跳跃时，前足掌支撑地面，所有的力量就会集中到跖趾关节上。因此，通过锻炼跖趾关节的肌肉力量，可助力足跟离地，以进一步获得支撑力，从而有利于足部快速腾起，提高速度和爆发力。有了良好的跖趾关节，孩子的运动能力也会变得更好！

除了骨骼、关节外，肌肉也是维持足踝部位整体形态、活动及运动功能的重要结构。

"脚也有肌肉？"

当然了，走路走多了的时候感觉脚疲劳，实际上就是肌肉疲劳。足部不同部位的肌肉发挥着各自的功能，使踝关节能够向上、向下、向内、向外活动，让各个足趾有足够的力量抓地，同时维持着足弓的正常高度和张力。肌肉的重要性就在于此。可以说，足部肌肉力量的大小，关系到少年儿童的运动表现、损伤预防及损伤修复速度。千万不要因为足部肌肉不起眼，家长就认为不重要。要想运动能力过关，足部肌肉也要练起来！

第二节 | 足弓：缓震减压的"魔法器"

　　正在看书的你，现在可以抬起脚看看脚掌，会发现我们的脚底并不完全平坦，而是稍稍凹陷的，这样向上方微微弓起的结构，就称为足弓。事实上，足弓是人类区别于其他脊椎动物的标志之一，体现了人类进化过程中直立行走、跳跃的适应性改变。

　　虽然足弓小小的，但也是由许多结构组合而成，包括不同部位的骨骼组合形成骨性结构，再由肌腱、肌肉、筋膜、韧带等结构共同参与维持稳定并起到缓冲作用。足弓分为纵弓和横弓。通常情况下，前后方向的足弓称为纵弓，分内侧纵弓和外侧纵弓；内外方向的足弓称为横弓。是不是感觉很复杂？没想到小小的足弓也内含大奥秘吧！

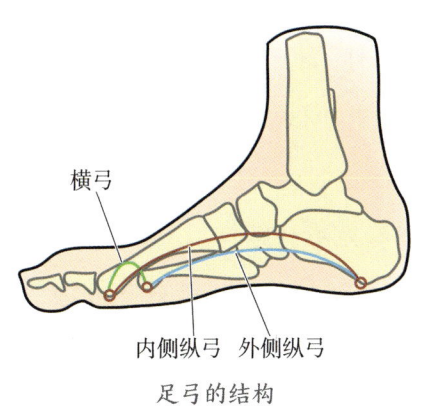

足弓的结构

　　刚出生的婴儿没有足弓，在生长发育过程中，足弓逐渐形成并稳定，成为一个带有弹性的"三脚架"。足部在与地面接触时，地面对足部会产生一个向上的反作用力，给足部、膝盖等部位的肌肉、骨骼形成压力。大家都知道，重物落地时需要软物或弹簧作为缓冲以免遭损坏，当面对外界的压力时，我们的足部也需要足弓来作为缓冲，从而避免足部受到直接冲击。足弓的存在就是为了分散和减少上面提到的反作用力，可以称它为人体的"减震系统"。

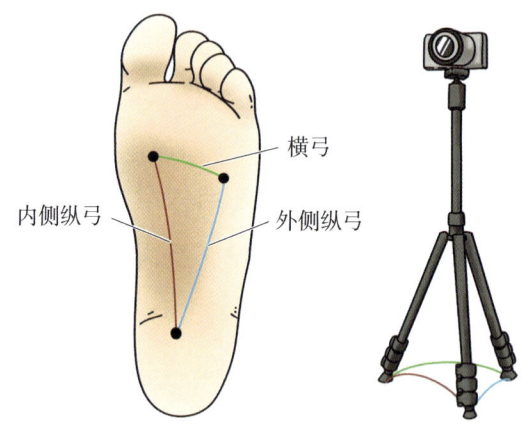

横弓

内侧纵弓　　　　　　外侧纵弓

足弓在足底形成"三点鼎立"的投影，类似三脚架

　　在传递足部力量的过程中，内侧纵弓的功能十分重要。它比外侧纵弓高，且更具有弹性、较大的活动度和较强的缓冲作用，亦称"弹性足弓"。外侧纵弓相对较低，弹性相对较差，主要以支撑负重为主。横弓主要由腓骨长肌腱、胫骨前肌腱、姆收肌横头参与维持，其中，腓骨长肌腱是主要的稳定维持结构。

　　足弓能够将重力从踝关节经距骨向下分散，一直到足掌前端，并向后传递至足跟。在跑跳时，身体会受到来自地面对自身的反作用力，从足底向上传导到下肢关节、脊柱、内脏器官直至头颅。过大的反作用力对下肢踝关节、膝关节的伤害尤其严重。上文提到，足弓这个"减震系统"有利于帮助足部缓冲来自地面对关节及内脏器官的震荡，均匀分散足底应受力，减少外部压力对足部血管和神经的压迫。同时，足弓呈"三点鼎立"形式，就像一个三脚架，稳稳地支撑着身体的重量，维持身体在运动过程中的稳定性。有一个健康的足弓，我们运动起来自然得心应手。

足底大量的韧带对维持足弓形态有重要的作用。由于足弓处分布着大量的韧带，长时间运动后容易出现疲劳和损伤，使得足弓成为运动损伤的常见部位。因此，日常运动时，一定要加强对足弓的保护。

在孩子生长发育过程中，婴儿时期没有明显的足弓，进入儿童、青少年阶段逐渐发育形成足弓形态，家长有必要多多关注孩子的足弓发育情况。

根据足弓的高低形态，足型可以分为正常足、高弓足和扁平足 3 种类型。正常足就是健康的足部形态，高弓足表现为内侧纵弓过高，扁平足则表现为内侧纵弓塌陷。由于足部、踝关节与膝关节的活动相互关联，进而影响下肢的步态和受力模式，所以不同的足弓结构

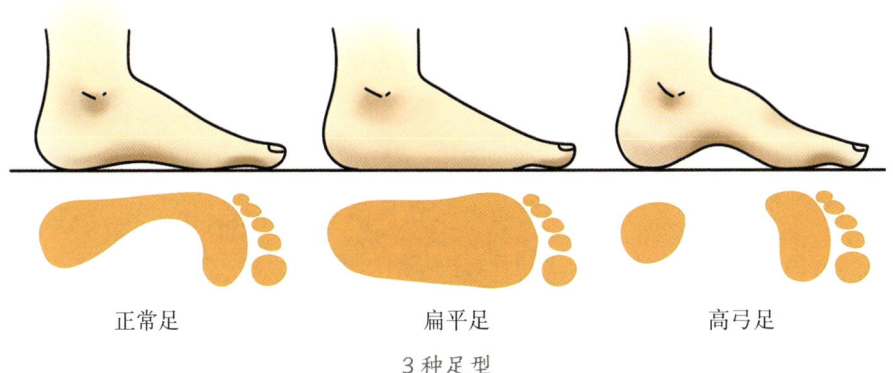

| 正常足 | 扁平足 | 高弓足 |

3 种足型

与不同模式的下肢损伤密切相关。高弓足跑步者更易出现踝关节、骨骼和足底外侧的损伤；扁平足跑步者更易出现膝关节、软组织和足底内侧的损伤。高弓足和扁平足相对于正常足来说，具有更高的受伤风险。水滴能穿石，足型对足部发育的影响也是潜移默化的，所以如果家中有这两种足型的孩子，家长一定要留意。

第三节 | 了解孩子足踝发育规律

身高在长，足踝也在同步发育。足踝并不是从始至终都一个样，而是有一个循序渐进的发育过程。在对孩子的足部发育状况作判断时，一定要掌握足踝的发育规律，根据不同时期特点为孩子制订合适的保护方案，为孩子的健康成长保驾护航。

一、足印发育规律

4 岁之前，发育正常的小脚丫一般会比较胖，有大量的脂肪组织覆盖，而且 5 个趾头几乎齐平。从脚的骨骼发育来看，儿童足部的距骨向外侧倾斜，儿童跗骨前方较成人宽，前足较宽呈扇形。但是不用过多担心，因为随着脚的生长，大约 4 岁以后，孩子的软骨结构慢慢骨化、骨骼发育成熟，足底脂肪慢于骨骼等的发育，足弓开始形成及显现，足跟外翻的程度会慢慢减少，孩子的小脚丫会越长越"漂亮"。

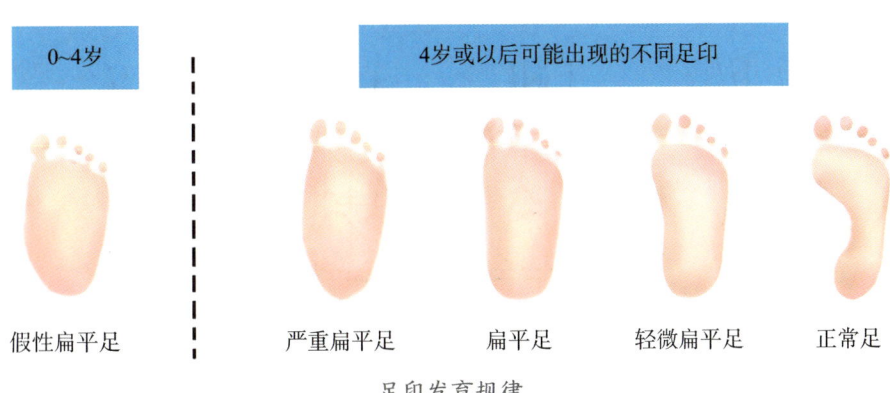

0~4岁	4岁或以后可能出现的不同足印			
假性扁平足	严重扁平足	扁平足	轻微扁平足	正常足

足印发育规律

儿童脚的趾骨、跖骨和跗骨的长度并不是固定的，会在成长过程中产生一些变化。据日本的数据统计，幼儿的跗骨长度约占脚长的46%，跖骨约占31%，趾骨约占23%；而成人的跗骨长度约占脚长的52%，跖骨约占30%，趾骨约占18%。也就是说，从幼儿到成人的成长过程中，足弓部位的骨骼比例逐渐增大，为形成稳定的足弓结构打好基础。这种变化，使脚部的静态和动态受力也相应发生变化，进而影响了足型的变化。

二、足跟发育规律

在宝宝刚出生时，他们的足跟并不是完全直立的，而是轻微朝向内侧，表现为"内翻"状态。这种情况在宝宝爬行阶段仍会持续，所以家长如果在此阶段发现孩子足跟"内翻"千万不要惊慌失措，这是正常的生长发育现象。在1～1.5岁时，宝宝开始学习站立，由于此时大部分足部骨骼是软骨，所以在支撑身体时，足跟逐渐朝向外侧，表现为足跟"外翻"。正常情况下，到4～6岁时，足部骨骼进入快速发育阶段，足弓开始形成，足跟外翻的程度会慢慢减少，并逐渐接近垂直，孩子的足跟也就基本"长成"了。

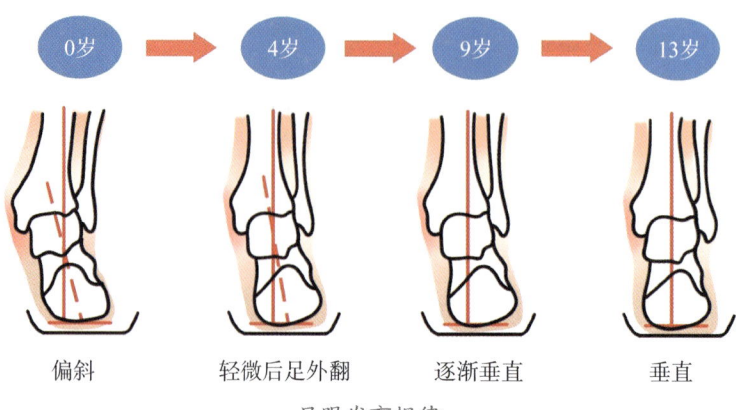

0岁 ➡ 4岁 ➡ 9岁 ➡ 13岁

偏斜　　　轻微后足外翻　　　逐渐垂直　　　垂直

足跟发育规律

三、走路姿势（步态）的发展规律

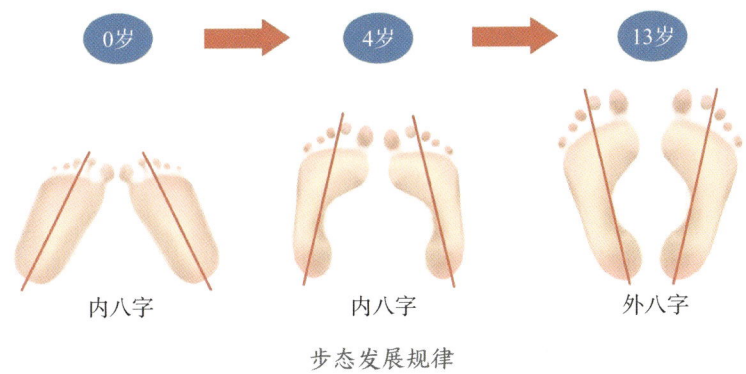

步态发展规律

初学走路的幼儿，步态更像灵长动物，其髋和膝都是屈曲的，双足外翻，呈现自然的 O 型腿状态。所以 0～1.5 岁的幼儿走路时身体重心线不通过膝关节中心，而是偏内侧，使得膝关节内侧压力增加，促进膝关节内侧骨骼在压力刺激下生长发育加快。如果压力与骨骼生长加速的幅度刚好合适，可使膝关节内外侧骨骼发育达到平衡，最终使腿伸直。但多数情况下，内侧的生长速度并不能恰到好处地使腿处于伸直状态，而是导致身体重心线外移，使幼儿在 2～4 岁时形成 X 型腿。

同样的道理，X 型腿会使膝关节外侧压力增加，使膝关节外侧生长快于内侧，最后趋于正常状态。这样的生长规律反复交替进行，正常情况下，腿纵轴不偏不倚地位于正中位一般要到 13 岁左右。但是肥胖儿童由于体重的原因，身体重心偏内侧或外侧时形成的压力过大，在促进膝关节内侧生长的同时，使骨骼发生弯曲变形，会加剧 O 型或 X 型腿的形成，这种情况就需要采取措施。当然也需要持续观察至稳定阶段再作定论。如果到 14 岁末，膝外翻的角度还在 5°～7°，则表明其步态是病态的，需要及时进行干预。家长一定要细心判断孩子的足型情况，以便尽早采取措施。

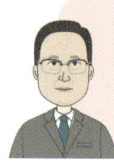

【专家说】

1. 孩子为什么总容易摔跤

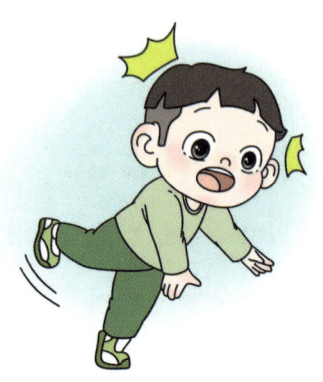

宝宝在开始学步时通常步履不稳，经常摔倒属于正常现象。这是因为他们的肢体发育尚未成熟，尚未掌握走路技巧，家长无需过度担忧。随着年龄增长，他们会逐渐学会如何保持平衡，摔倒的频率自然会减少。

值得注意的是，孩子在学步期间，培养正确的走路姿势十分关键，这有助于他们步履更稳。因此，根据孩子的学步进度选择合适的鞋子变得格外重要。例如，在孩子开始扶物站立时，应选择鞋底较薄的鞋子，以增强脚部的抓地感和平衡力。在孩子步履蹒跚阶段，选择前足部易弯曲的鞋子可以帮助他们轻松起步，促进正确步态的形成。对于已经能稳定行走和跳跃的孩子，可以选用适合其足部的鞋垫和后跟杯加硬的鞋子，这有助于足弓的健康发展。此外，家长还应留意外部环境，避免不安全的行走条件。

然而，如果孩子到了1岁半仍未能独自走路，或超过2岁半仍频繁摔倒，可能需要考虑是否存在其他问题，建议带孩子进行医学检查。

2. 为什么有些孩子喜欢踮脚走路

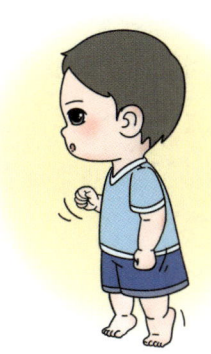

对于初学步的孩子来说，还不能很好地运用自己的小身体，而且由于这个阶段下肢力量不足，肢体协调性、平衡性欠佳，身体自然会往前倾。

另外，孩子的足底神经发育尚不完全，对外界的刺激，如标签、小沙粒等的摩擦过于敏感，以及鞋底软硬或冷热的变化，都会让孩子感觉到不舒服，所以孩子会像个小芭蕾舞演员一样踮起脚来缓解。

此外，学步车或学步带这样的学步工具也容易对孩子的走路方式造成误导。特别是学步车的坐垫如果过高，导致孩子的脚不能完全着地，只能用脚尖触地，久而久之就养成了踮脚走的习惯。

3. 体重过重会影响孩子的足部发育吗

答案是会。

如果孩子在成长时期体重增长过快，足弓需要默默承受超重的身体，将会导致足弓相关韧带松弛，肌肉和肌腱功能障碍，无法维持足弓"三脚架"的结构，出现低足弓或者扁平足的现象。

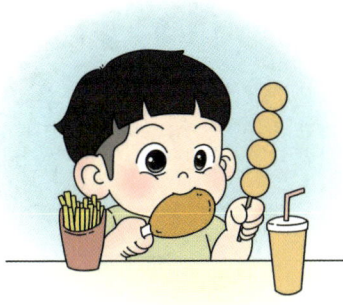

如果这种现象长时间得不到干预，还容易产生足部相关的疾病，进而影响孩子的足部发育，形成恶性循环。

此外，由于足底堆积的脂肪和超重的体重，会使得胖小孩更容易出现足中部骨骼、肌肉和软组织的损伤，以及可能发展出八字脚、足跟外翻、锤状足等足部畸形。

4. 宝宝的脚是父母的缩小版吗

注意了！宝宝的脚并不是父母的缩小版。

宝宝的足部骨骼还未骨化完成，70%左右为软骨，很容易因外界因素而产生变形。而成人的足部骨骼已发育完成，足部形态也很难再发生变化了。宝宝的脚在形态、力量、平衡、缓冲等很多方面都与成人有明显区别。因此，带孩子进行游戏或运动时，家长要注意选择合适的类别与强度，还要根据孩子发育的各阶段特点选择合适的鞋子，避免可能的损伤和足部疲劳。

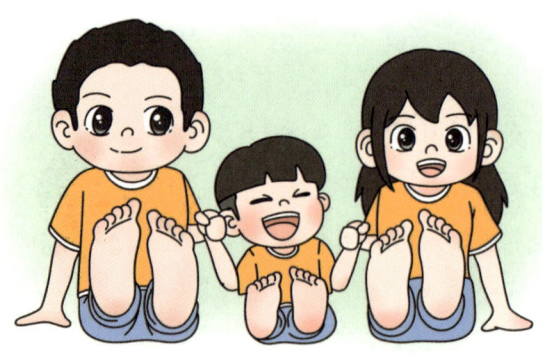

5. 保护孩子的小脚需要做哪些事

一是要穿着合适的鞋子。家长在给孩子选鞋时，要注意鞋子的舒适度、透气性及防滑性。特别要根据孩子不同年龄阶段的足部需求，来选择合适的鞋子，这样才能有利于孩子日常的行走、运动，也更有利于孩子的小脚健康发育。

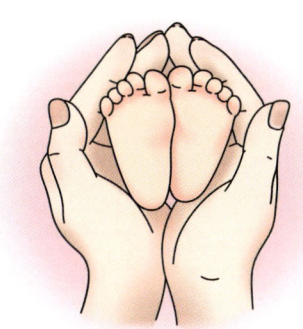

二是可以用温水给孩子泡泡小脚。睡前用温水泡脚，能缓解孩子足部的疲劳感，促进皮肤的毛细血管扩张，加快血液循环，对孩子的生长发育好处很多。

三是进行适度的按摩。泡完脚之后，可以足底按摩一下。按照中医的说法，足底按摩不仅能够调整孩子身体各脏腑的功能，还能促进体内血液循环和新陈代谢，增强体质，提高机体免疫力。

第二章

解密

足踝发育的"小变故"

孩子在成长过程中免不了出现各种"小变故"，而足踝作为一个精密的整体，某处的异常通常也会牵连到其他部位。了解各种可能出现的足踝问题，是帮助孩子避免或改善这些问题的关键。下面就一起来解密儿童足踝发育过程中的"小变故"吧。

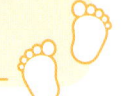

第一节 ｜ 揭开儿童足弓问题的神秘面纱

生活实例

10岁的天天是个爱运动的小学生，他的梦想是参加"儿童铁人三项"比赛。但是最近训练的时候，天天却发现随着运动量增加，脚很容易累，并且有点隐隐作痛。

经过检查，医生发现天天足弓塌陷，知道情况后的天天哇哇大哭起来。医生安慰道："很多著名运动员也有扁平足，如篮球巨星科比、飞人博尔特等，只要选择科学合理的运动方式，并且选择舒适合适的鞋子，就不会对身体造成负担！"在医生的帮助下天天加强了足弓力量训练，也选择了适合自己足部情况的鞋子和鞋垫，脚累、脚痛的情况也得到了改善。

复旦大学运动医学研究所曾受中国下一代教育基金会和江博士健康鞋委托，开展了一项研究，于2017年10月至2018年5月在上海、四川、湖南、广东、河北5个省/市，进行了为期8个月的青少年儿童足部健康调查，共有8 974名6～16岁在校青少年儿童参与（5 216名男孩，3 758名女孩）。

调查结果显示，扁平足的形成与年龄、性别有一定的关系，也与遗传、缺乏运动、鞋子不合适、生活知识不足等因素有关。总体来说，年龄越小足弓问题的发生率越高，到 14、15 岁时，足弓的发育基本上固定。根据研究，在 14 ～ 16 岁时，约有 25% 的人有扁平足，而大部分人的足弓正常。至于高弓足，其发生率相当低。

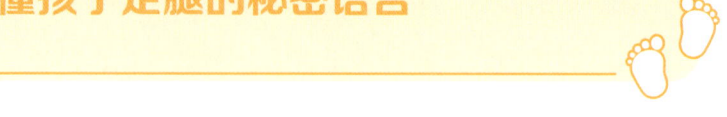

第二节 ｜ 看懂孩子足腿的秘密语言

　　孩子在成长过程中，足踝肌肉、骨骼都还没有发育完全，足部很容易受外界环境的影响。除了常见的扁平足外，X 型腿、O 型腿、足跟痛、内 / 外八字脚等足踝问题也很容易出现，所以家长要密切关注孩子的足踝情况。

　　严重的足腿问题都有一个发展过程，只有早发现、早干预，提高对孩子足部问题的认识才能防微杜渐，让孩子有一个健康快乐、自由玩乐的童年。

　　以下列举一些常见的足踝、足腿相关知识。如果孩子出现以下情况且情况较严重，建议家长带孩子到医院就诊。

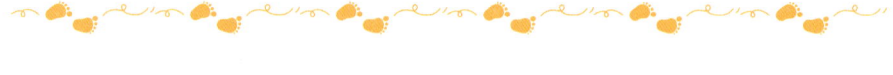

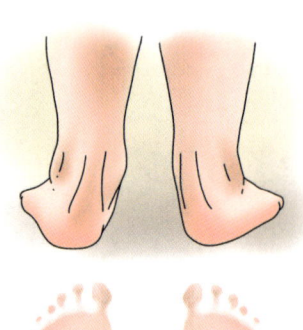

扁平足

一、扁平足

　　孩子走起路来总是说"脚太累""不想走"，这可能是扁平足的迹象！对于扁平足，家长们是否了解呢？

　　扁平足是指站立时足弓偏低或下陷，从外观来看足底呈现扁平，足弓贴地。

　　1. 原因　大部分孩子 4 岁前都

会有扁平足，因为这时小脚的足弓被厚厚的脂肪覆盖，从外观上看，呈现出扁平状态。一般来说，随着孩子年龄的增长和足部发育，足底脂肪逐渐因骨骼的生长而变薄，足弓也随之逐渐显现。

2. 表现　当孩子存在扁平足时，会产生足部易疲劳、不愿意走路等情况，这是因为缺乏足弓的缓冲和稳定功能，孩子走起路来比较吃力、难受。此外，孩子在做不同类型的运动时，可能表现为力量较弱、重复次数较少且休息较多。

3. 注意要点　虽然大部分扁平足会随着年龄增长而自行改善，但以下两种情况需要注意：一是穿鞋不当，如长期穿后跟柔软及缺乏足弓承托的鞋；二是孩子缺乏运动。这两种情况都很可能导致扁平足情况无法改善，甚至有可能让扁平足恶化，给孩子的小脚发育带来影响。

4. 处理方法　对于还在成长的孩子来说，预防扁平足的关键是选择合适的鞋子，以及平时加强足部训练。

二、内 / 外八字脚

顾名思义，内 / 外八字脚是指走路时的脚步外形特征。内八字脚是指走路时脚尖向内，一般常见于6岁以下的孩子；外八字脚则相反，是指走路时脚尖向外。

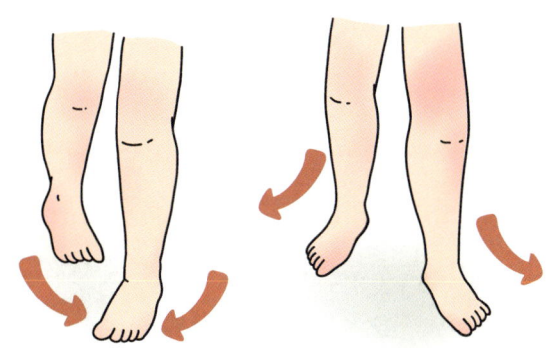

内八字脚　　　　　　外八字脚

内 / 外八字脚走路步态

1. 原因　内八字脚一般是因为髋关节过分内旋引起的，走路时双脚会呈"入"字形。而外八字脚通常是由于髋关节过度外旋，行走时足跟对足跟、足尖朝向外面。

2. 注意要点　在孩子成长过程中，他们的髋关节、踝关节等还未发育成熟，经常会出现向内或者向外的状态，一般这种状态也会随着年龄增长而慢慢改善。此外，孩子的内 / 外八字步态的形成，多与他们不正确的生活习惯有关，如幼儿常双腿呈"W"形坐姿玩耍或趴睡等，这些都需要家长在孩子成长过程中及时纠正。

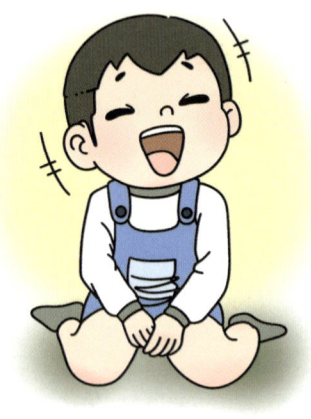

不良坐姿

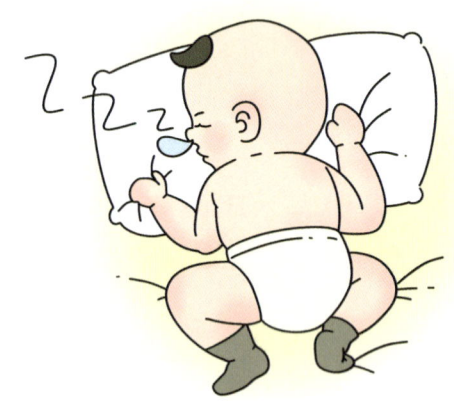

不良睡姿

3. 表现　内 / 外八字脚会影响孩子的腿型外观，行走运动时脚容易累，还容易绊倒，成年后还有可能造成膝痛，不能大意。

4. 处理方法　家长在平时要监督孩子避免不良坐姿；建议以盘腿坐代替，或多做相应的足踝运动；带孩子进行蛙泳及骑自行车等运动来纠正。

三、X/O 型腿

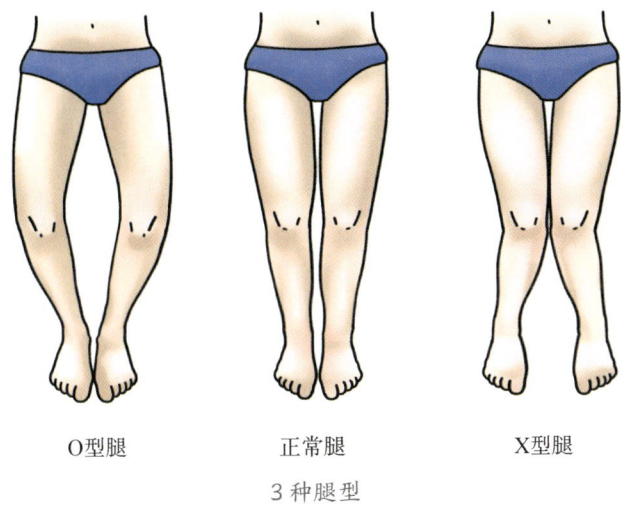

O型腿　　　　正常腿　　　　X型腿

3 种腿型

X/O 型腿两种腿型可都不好看！它们是指站立时膝关节呈现异常角度的外形特征。而正常的腿型在双腿伸直时，两膝内侧关节会相互靠拢。

X 型腿在医学上被称为膝外翻，是指正常站立时膝关节能够并拢，而双脚不能并拢。这种形态看起来很像英文字母中的"X"，所以膝外翻才被人们称为"X"型腿。相应的"O"型腿在医学上被称为膝内翻，是指站立时，双脚并拢膝关节却不能并拢，看起来像是英文字母的"O"。

1. 原因　一般来说，在婴幼儿至 6 岁时期，孩子的膝关节角度会慢慢变化，形成 O 型腿或 X 型腿，这是正常的发育过程。当然，除了先天的因素外，一些不良姿势也可能会使其严重。

提醒大家，无论是 X 型腿还是 O 型腿，只要膝关节角度超过了正常度数范围，就需要带孩子到专业医院或者机构进行人为干预了。

2. 表现　X/O 型腿除了会影响孩子的腿型外观、走路姿势和运动表现之外，在孩子成年后还可能容易产生膝关节侧副韧带松弛，关节受力不正常导致软骨磨损等情况。

3. 处理方法 在日常生活中，家长不要忽视孩子的腿型发育，要纠正孩子的不良坐姿、睡姿等，鼓励孩子多参与足部和腿部的锻炼运动。

四、足跟外翻

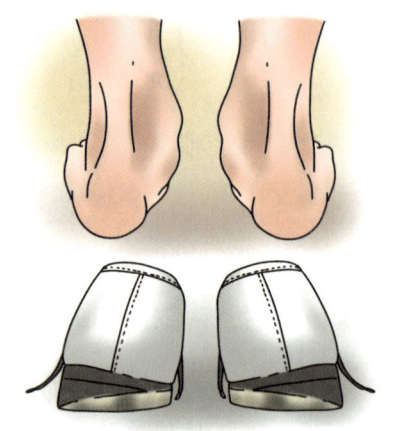

足跟外翻及鞋底磨损

足跟外翻在生长发育过程中非常常见。它是指站立时足跟向外倾斜，下肢力线处于非正常垂直的状态。大多数足弓扁平的孩子，也会出现足跟外翻的情况。

1. 原因 关节较松会导致足部承重时外翻及足弓下压（扁平）的情况。4 岁前孩子足部的骨骼约 70% 为软骨，足弓还未开始发育，足底有厚厚的脂肪，容易表现为假性扁平足，也伴有足跟外翻的现象，这属于正常生长现象，家长不用太担心。但 4 岁后孩子的足弓渐渐形成，如果孩子到 6 岁时，足部还是处于比较扁平和足跟外翻的情况，家长就要多留意了。

2. 表现 孩子如有足跟外翻，容易出现足部疲劳，也可能有足底外侧疼痛的情况。平时家长也可以观察孩子常穿鞋子的鞋底，如果发现足弓内侧部位磨损比较严重，那么就基本可以判断有足跟外翻了。此外，足跟外翻还会增大足踝内侧张力，导致相应的韧带逐渐弱化、松弛，踝关节受力不均，这会让孩子容易扭伤。

3. 处理方法　家长可以给孩子穿有后跟加硬且有弹性设计的功能鞋子。另外，要注意让孩子保持正常的体重，太过肥胖也会增加足部负担。

五、高弓足

高弓足是指站立时足弓偏高的足部状态，足印呈现内侧空间较大甚至断开的情况。一般来说，高弓足的足底肌肉及筋膜都较为僵硬。

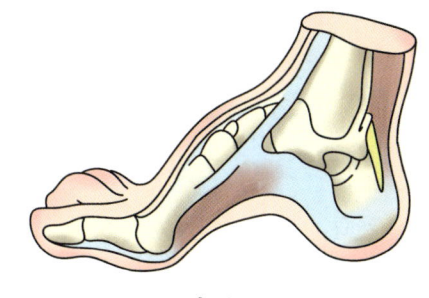

高弓足

1. 原因　高弓足是一种由神经肌肉性疾病导致的前足持续呈现足尖、足背下垂的姿势，它会造成足部纵弓异常增高、与地面接触面积减少、缓冲能力下降。高弓足的出现一般与孩子的先天发育有关，且主要出现在儿童期至青少年期。

2. 表现　高弓足由于足弓升高，足底压力会集中到足部前掌和后跟，这会导致足部容易起茧和疼痛；此外，由于足弓过高，孩子的小脚还容易出现足跟内翻，相应的足踝扭伤风险也会增加。

3. 处理方法　针对高弓足的处理要具体问题具体分析。对于柔软、没有继续加重的高弓足，通常采用保守治疗，如定做足弓承托鞋垫来调整生物力线，也可穿后跟凝胶垫帮助足部吸收来自地面的冲击力。如情况严重，建议到医院就诊。

六、姆外翻

姆外翻是指姆趾在第 1 跖趾关节处向外偏斜超过 15°的一种足部畸形。

1. 原因　姆外翻的形成通常与第 1 跖骨头内侧的外生骨疣或突

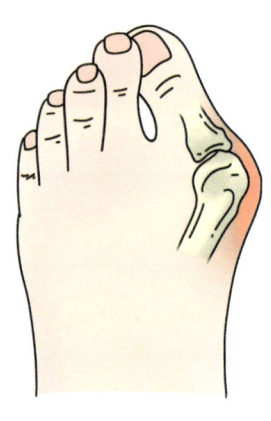

蹞外翻

出有关，大趾成角畸形和第1跖骨头内侧突出的组合引发的炎症，常被称为蹞囊炎。另外，如果孩子长期穿着不合适的鞋子，如鞋头过窄、鞋跟不稳等，也会导致蹞趾挤压和摩擦，从而出现蹞外翻。

2.表现　如果长期不注意，容易形成蹞趾根部关节处膨大和磨损，产生疼痛。

3.处理方法　家长应该让孩子穿前足围度合适的鞋子，避免穿尖头、窄头的鞋；多做指定的恢复运动；可以佩戴辅助器具。如情况严重，建议到医院就诊。

七、爪状趾

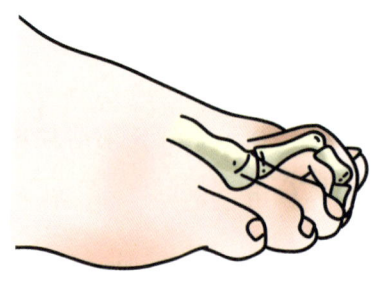

爪状趾

爪状趾是由于跖趾关节过度向上弯曲，趾间关节过度屈曲，导致足趾呈爪形。轻度爪状趾的人在站立负重时，足趾形态基本正常，而重度爪状趾的人，足趾则会表现为完全弯曲、无法伸直。

1.原因　爪状趾一般是由于肌力不平衡、无力及麻痹引起的足趾屈曲变形。需要注意的是，穿鞋不当也会对此有影响，如穿着太小的鞋，足趾受到压迫会无法完全伸直，或者穿着太大的鞋，足趾不得不抓紧鞋垫才能行走稳定。

此外，外伤导致蹞趾的软组织受损，愈合后出现肌肉、韧带挛缩，引起相应的趾间关节、跖趾关节变形，也会引发爪状趾。

2.表现　足趾面及足趾头容易生鸡眼或疼痛，通常外侧4趾也会受到连累。

3. 处理方法　如果孩子出现爪状趾的症状，家长要给他们穿舒适的鞋袜，这样可以减少机械刺激因素。此外，要让孩子养成良好的行走习惯。

一般来说，轻度的爪状趾畸形可以进行矫正治疗，恢复足的外形和功能。穿戴特制的矫形器或特制的矫形鞋。如情况严重，建议到医院就诊。

八、跟骨骨骺炎

对于还在成长的孩子来说，引起足跟疼痛最常见的原因是跟骨骨骺炎，这是发生在跟骨生长板的无菌性炎症，在爱好运动的 8 ～ 14 岁青少年中较常见，也就是我们俗称的"生长痛"。

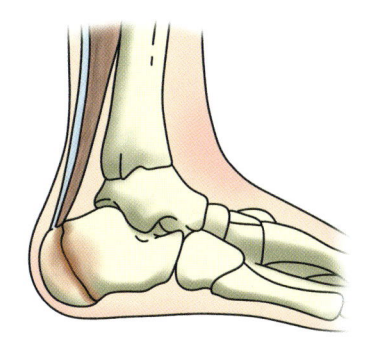

跟骨骨骺炎

1. 原因　孩子能够不断长高，是因为有"生长板"这个大功臣。生长板是在骨端的一层软骨，又被称为骨骺。随着孩子生长发育成熟，生长板就会闭合成为一个骨性结构，和骨干成为一个整体。但在这之前，它比周围的肌腱、韧带更加脆弱，更容易受到外伤或外力的刺激产生炎症。如果孩子的运动强度大，而此时的跟骨骨骺又没有完全闭合，骨骺受到跟腱高频率、高强度的牵拉后产生损伤，就容易导致跟骨骨骺炎。

2. 表现　多数孩子表现为足跟后下方两侧压痛，在行走、跳跃或活动时疼痛会加剧，还可能伴有局部肿胀、局部凸起。但症状通常会在骨骺完全闭合或者降低运动强度后减轻或消失。

3. 处理方法　让孩子多注意休息，不要进行长时间的运动，降低运动强度直至孩子能够活动而无痛感；每日可在疼痛处冰敷 20 分钟。如情况严重，建议到医院就诊。

九、皮肤问题

家长知道吗，小朋友也会得脚气哦！脚气的医学术语是"足癣"。

1. 原因　孩子的小脚容易出汗，很容易成为真菌滋长的温床，导致足癣。而且足癣有一定的家族易感性，可能通过接触传播。

2. 表现　儿童患有足癣时，通常脚趾间会出现红斑、脱屑，同时还会伴随瘙痒，严重时会出现溃烂和溃疡，可并发细菌感染和癣菌疹。

3. 处理方法　足癣的治疗，需要到皮肤科门诊就诊，根据其具体类型合理用药。除此之外，足部的日常护理也十分重要。日常生活中，家长要帮助孩子保持足部清洁干燥，给孩子穿着透气的鞋袜，避免使用公用物品和被褥。同时，建议增强孩子自身的抵抗力，抵御真菌感染。

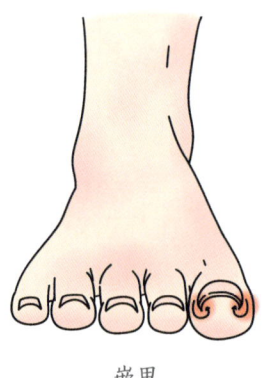

嵌甲

十、嵌甲

嵌甲通俗点来说就是指 / 趾甲长到了肉里。不要小看它，它带来的疼痛会让人"很崩溃"。需要注意的是，嵌甲问题多见于儿童和青少年。

1. 原因　儿童和青少年发育很快，脚长大得也快，刚买的新鞋没穿几个月就变小了；

另外，孩子大多活泼好动，如果没有及时修剪趾甲的习惯和正确方法，就很容易造成嵌甲。

2. 表现　得了嵌甲多表现为疼痛，趾甲刺到肉里会引起针刺样疼痛。同时，它也很容易引起甲沟组织感染，临床上称为"甲沟炎"。一旦出现甲沟炎，疼痛会更加明显。

3. 处理方法　让孩子保持足部清洁和正确修剪趾甲，及时更换合适的鞋子。

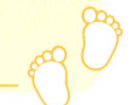

第三节 | 了解孩子足踝问题的小技巧

　　为了当好"爸爸""妈妈"的角色，做孩子的"超人"，父母少不了学习各种育儿知识，更少不了对孩子有深入的了解。下面让我们一起了解一些专业的足部测量方法，以便掌握孩子的足部发育情况，助力孩子快乐成长。

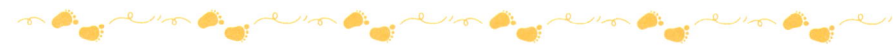

一、3D智能验脚仪

　　3D智能验脚仪是一种专业的足部检测仪器，可获得严谨精确的足部数据。小朋友站在验脚仪上，通过多部相机360°拍摄，能快速判别正常足、扁平足、高弓足等不同足型，以及足跟外翻、姆外翻等足部情况，并通过数据分析智能匹配更适合孩子足部的鞋垫、鞋子及运动方式。

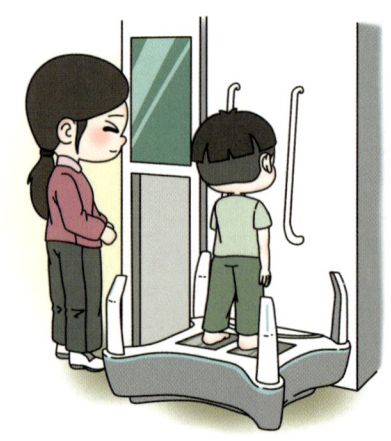

3D智能验脚仪检测

二、水印自测法

水印自测法又称为湿水法或盖章法，对于很多家长来说简单易操作，也比较直观。家长可以在地上铺一张报纸，用水把孩子的脚底沾湿，然后让孩子脚踩在报纸上，脚形会印在报纸上。家长通过观察孩子足印的形状和面积，就可以大概知道孩子小脚的发育情况了。

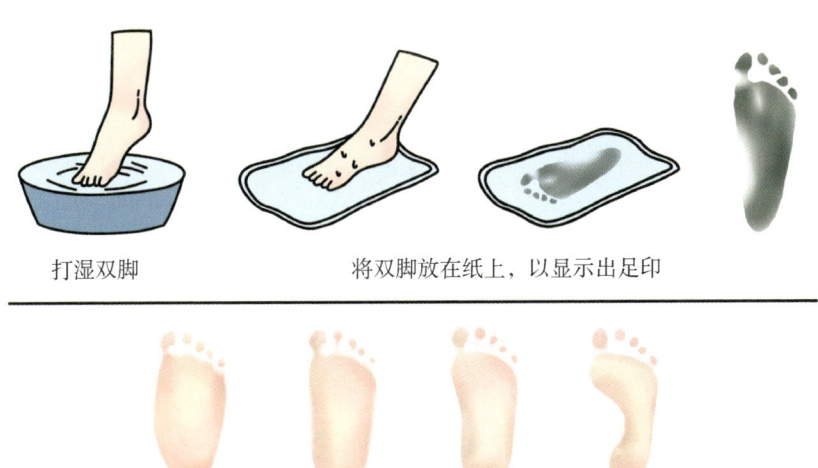

打湿双脚　　　　　　　将双脚放在纸上，以显示出足印

严重扁平足　　扁平足　　轻微扁平足　　正常足

水印自测法

三、观察法

让孩子光脚直立在一个平面上，从侧面看，如果孩子的足弓位置没有凹陷则可能是扁平足；如果孩子有扁平足，从足跟位置观察也可以看到孩子是否有外翻的情况。

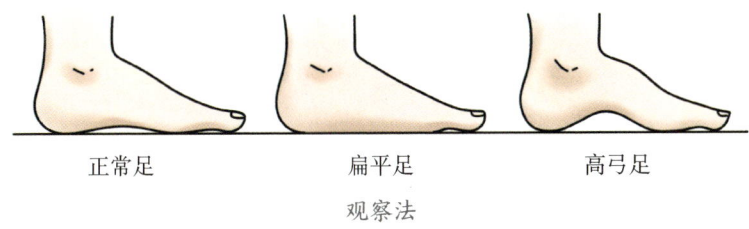

正常足　　　　　　扁平足　　　　　　高弓足

观察法

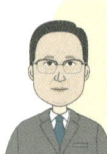

【专家说】

1. 孩子多大开始要验脚

孩子4岁以后是足部发育的黄金期，建议定期验脚，直观了解孩子的足部情况，并匹配适合的鞋垫、鞋子，以及进行适当的足部运动，使孩子的足部在更良好的环境下健康成长。

2. 父母是扁平足，孩子也会得扁平足吗

扁平足的形成不仅与遗传有关，而且与后天生长发育也密切相关。需要注意的是，孩子在日常生活中鞋子不合适、走路姿势不对、足腿肌肉力量得不到锻炼等，都可能造成扁平足。如果这种现象长时间得不到矫正，还容易产生足部相关的疾病，从而影响孩子的足部发育。

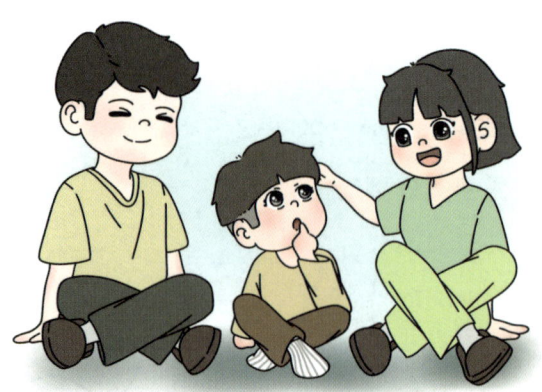

3. 孩子的生长痛可以避免吗

生长痛是指在没有任何外伤、活动也正常的前提下，常在夜间出现的肢体疼痛，经医生排除受伤或病理因素后，属正常成长反应。

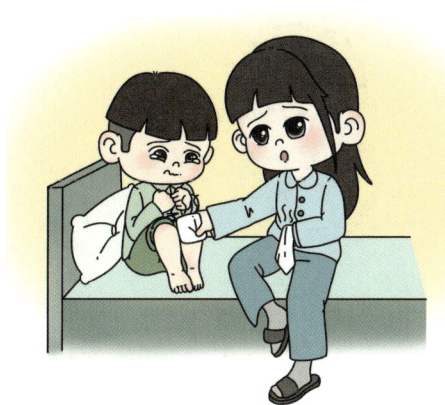

家长可以通过以下方法来避免或减轻孩子的疼痛：① 让孩子保持充足的睡眠和规律的作息；② 避免孩子长时间站立或坐着；③ 让孩子多进行户外运动，多晒太阳，增加维生素D等营养素的摄入。

如果孩子出现生长痛，家长可以给他们进行患处按摩或热敷。需要提醒家长，如果使用药物需遵照医嘱，不可滥用。

4. 孩子出现足跟外翻怎么办

康复训练是干预足跟外翻最常用的方法之一。家长可以通过加强孩子足部肌肉力量和提高足部关节稳定性来纠正其足部姿势。如果情况严重，也可以通过使用矫形鞋垫帮助纠正，但需要根据医生等专业人士的建议进行选择。

大多数低龄儿童的足跟外翻是由扁平足引起的，因此，家长在早期发现孩子有扁平足问题时积极干预非常重要。此外，家长也可以采取一些措施来预防孩子足跟外翻，例如鼓励孩子进行适当的运动和活动，避免孩子长时间站立或坐着，以及穿着适合的鞋子等。

5. 孩子出现"小汗脚"怎么办

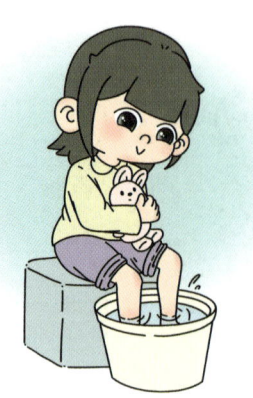

孩子的小脚容易出汗，当出汗过多时，家长会担心孩子是否存在健康问题。实际上，孩子小脚出汗多是神经系统发育不完善等生理因素导致的。在日常生活中，家长可以多注意孩子足部的清洁和护理，让孩子穿着透气、吸汗的鞋袜，这些都是减轻孩子足部出汗不适的有效方法。

第三章

警惕

儿童足踝常见运动损伤及预防

　　运动对孩子们来说不仅是玩乐，也是促进他们健康成长的法宝。但是，有些运动项目却可能会让小家伙们的足踝遭殃，这可不妙。下面我们来聊一聊跑步、球类、跳跃类和冰雪运动对儿童足踝可能带来的伤害。了解危险因素之后，家长们要做好各种预防措施，以尽量避免孩子在运动时受伤。

第一节 | 儿童足踝运动损伤类型

运动是小朋友们最喜欢的活动之一，但有时候运动也会导致足踝受伤。下面让我们来学习一些运动损伤处理的相关知识。

儿童足踝运动损伤有很多类型，每个类型对应不同的组织结构损伤。了解这些分类和原因，可以帮助家长采取适当的预防措施，并且识别早期伤害，以便就医，让孩子能够自由地活动和玩耍！

一、皮肤损伤

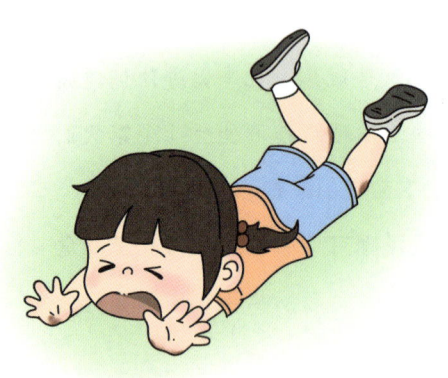

皮肤和组织表层受伤最常见，通常是由于孩子玩得太疯或者意外导致，如不小心摔倒或撞到了东西，造成皮肤破损、出血和渗液的情况，医生称之为"挫伤"或"擦伤"。

家长如何做：要是皮肤或者软组织只有小面积受伤，家长可以用清水帮助孩子冲洗伤口，再涂上消毒药水，并适当进行包扎。通常不需要使用其他药物。但如果伤口较深或者带有污物，就得马上带孩子去医院处理。

二、肌肉损伤

小孩子的肌肉和骨骼还没发育完全，所以运动中容易拉伤。肌肉拉伤是指在运动中肌肉突然急剧收缩或过度牵拉，进而导致肌纤维撕裂的损伤。因此，在运动前后要嘱咐孩子进行热身和放松训练！

肌肉拉伤在临床上一般可分为以下 3 级。

1 级拉伤：只有少数肌纤维被拉长和撕裂，运动时会感到疼痛，但仍可以活动。

2 级拉伤：有较多数量的肌纤维断裂，受伤时可能感觉到"啪"的一声，随后在撕裂处因出血可能发生血肿。

3 级拉伤：肌肉完全被撕裂，撕裂处可能在肌腱或者在肌腱与骨的连接点上，基本不能再进行活动。

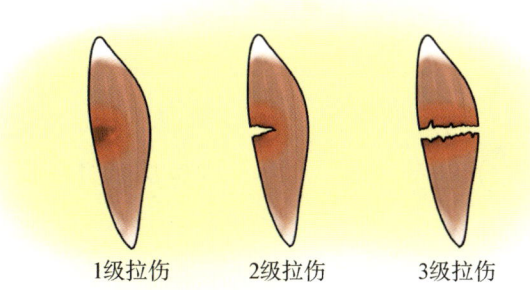

1级拉伤　　　2级拉伤　　　3级拉伤

肌肉拉伤分级

家长如何做：肌肉拉伤可不能轻视，要根据拉伤程度进行相应处理。如果只是轻微的肌纤维断裂，要赶紧冰敷，加压包扎，还要让患处高高抬起。想要好转，就得在治疗期间尽量制动（即避免运动），尽量在肌肉伸展位固定。如果同一部位反复发生拉伤，或者伤势较重，出现了大面积淤青，那可得赶紧就医了。

三、关节软骨及骨骺损伤

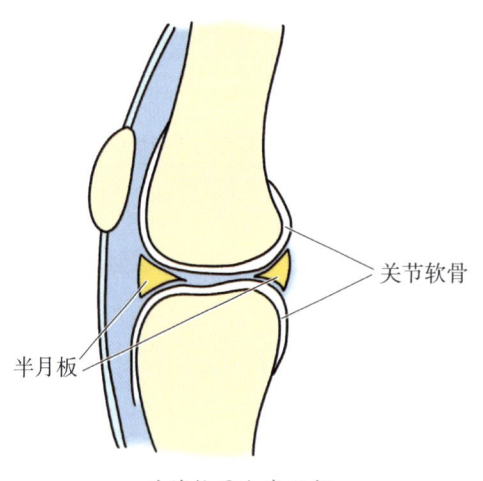

半月板

关节软骨

关节软骨和半月板

关节软骨及骨骺损伤，一般是由于关节超出活动范围和承受力所引起。踝关节软骨受伤最常见，如果伤得严重，还可能会演变成"距骨软骨损伤"或"剥脱性骨软骨炎"。10～14岁的青少年在踢足球时容易损伤足跟区骨骺。一旦关节软骨及骨骺受损，可能导致关节肿胀、疼痛和活动受限。因为关节软骨非常精细，所以受损后很难修复——损伤易，修复难。

家长如何做：让孩子停止做大运动量的练习，避免剧烈跑跳。

四、骨损伤或骨折

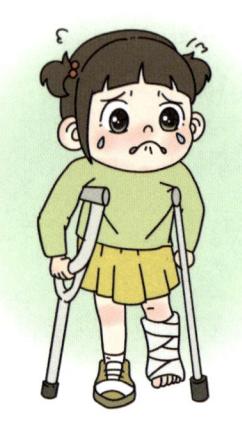

骨损伤或骨折，听起来就让人感到疼痛难忍。如果孩子在运动时不小心受伤，可能会导致骨骼的直接断裂，通常伴随着不同程度的软组织损伤，从而引起难以忍受的疼痛和活动障碍。此时要赶紧去医院就诊。

家长如何做：当孩子可能发生骨折时，家长要迅速采取行动。首先，停止受伤部位的活动，不要让它再乱晃乱动。接着，紧急救治，注意保护断端的完整性，在移动孩子前应对受伤处进行适当的固定，以减少二次损伤的风险。在进行包扎固定时，动作一定要轻巧、缓慢，不要包得太紧或太松。然后，立即前往医院接受进一步的治疗。

五、韧带损伤及慢性踝关节不稳

踝关节扭伤是最常见的足踝运动损伤。青少年的韧带和骨骼还没完全长好，韧带松弛，骨骼未发育完全，是造成扭伤的主要原因之一。其中，外侧副韧带扭伤最常见。外侧副韧带包括距腓前韧带、跟腓韧带及距腓后韧带。

韧带损伤可以分为以下 3 度。

1 度损伤：韧带拉伤，韧带纤维的连续性仍完整，程度最轻，一般保守治疗即可痊愈。

2 度损伤：韧带部分撕裂，但连续性仍在，早期使用支具等固定即可。

3 度损伤：韧带完全断裂，需要手术修复。

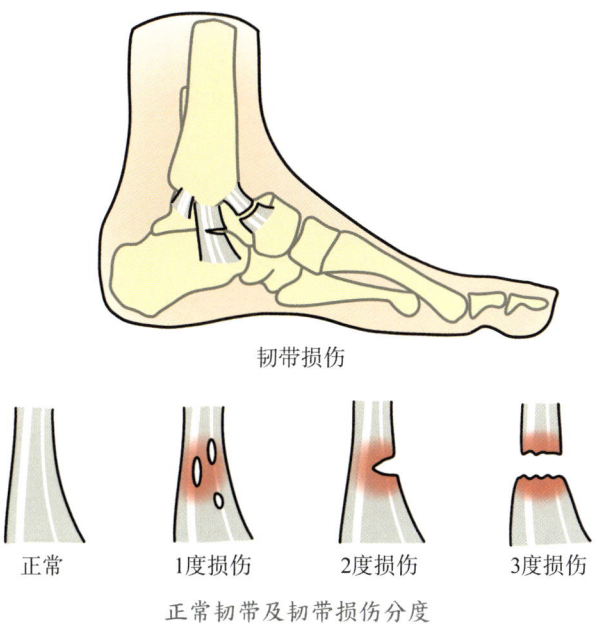

韧带损伤

正常　　　　1度损伤　　　　2度损伤　　　　3度损伤

正常韧带及韧带损伤分度

如果处理不当，踝关节不稳定的风险会大大增加。想象一下，每次运动时都可能扭伤，活动时经常有疼痛不适感，还可能造成距骨软骨损伤和形成骨刺，这些简直就是孩子的噩梦。

家长如何做：让孩子立即停止运动，及时冰敷控制肿胀。此时千万别犯懒，要及时就医，遵医嘱给孩子佩戴支具适当固定制动，以便让孩子的韧带有足够的时间修复。如果孩子在同一部位再次受伤，应早点就医，以避免反复受伤导致的慢性损伤。

第二节 | 儿童发生运动损伤的原因

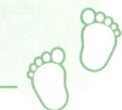

　　孩子处于生长发育的关键时期，他们的骨骼和关节结构还未完全成熟，所以家长们需要格外关注。而且儿童的骨骼、肌肉和韧带等组织相对脆弱，稍有不慎就容易受伤。

　　此外，准备活动不充分、运动规划不合理、动作技术不正确、疲劳运动，以及场地、天气、鞋子等不符合要求也容易导致孩子受伤。

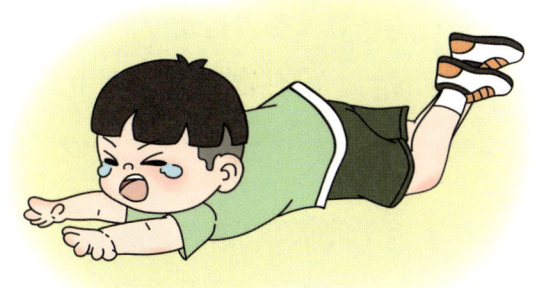

一、准备活动不充分

　　如果不做准备活动或准备活动不充分，如打球不热身，就会身体协调性差，肌肉弹性低，中枢神经系统参与度低，大脑反应"慢悠悠"，动作灵活性下降，这种情况下运动损伤可能随时找上门。所以，在运动前，一定要认真拉伸肌肉、肌腱和韧带，特别是那些将要参与活动的肌肉、肌腱和韧带。就像上阵打仗，先做好充分的准备，才能提高获胜率。

二、运动规划不合理

跑得太快、跳得太高、踢得太狠，都可能让孩子的足踝十分疲劳，进而增加足踝受伤的概率。所以，在安排运动计划时，要以孩子的年龄、身体素质和运动水平为基础，科学合理地分配运动强度和频率，还要记得给孩子留出适当的休息时间，不要让他们的足踝过度受累。

三、动作技术不正确

当孩子运动时，如果动作技术不正确，违反人体结构和生理特点，不符合运动时的生物力学原理，也可能会不经意间伤到他们幼小的身体。所以，在运动时，要让孩子掌握正确的技术动作，避免过度转向或过度弯曲足踝等不良动作，这样可以减少足踝部位受到的冲击和压力。此外，进行跳跃等高强度运动时，一定要选择合适的着地方式，才能保护好足踝，避免足踝受到过度冲击而受伤。

四、疲劳运动

运动前一定要注意孩子的状态，如果孩子已经感到疲惫，肌肉力量、动作的准确性和身体的协调性都已经显著下降，且警觉性和注意力减退、反应迟钝，那还是先让孩子歇歇吧！否则，健身变为伤身的可能性就大大增加了。

五、场地、鞋子等不符合要求

孩子在不平坦的地面上或在有石头、玻璃等杂物的场地上运动，很容易受伤，要禁止此类行为。此外，如果天气太热、太冷或湿热，以及孩子的鞋子不符合运动要求，伤病也可能随之而来。

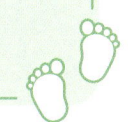

第三节 | 体育运动中的常见损伤及预防

　　运动是促进儿童健康成长的秘密武器，但有些运动项目可能会带来损伤。在此提醒家长，孩子在进行跑步、球类、跳跃类和冰雪运动时，特别要注意足踝部位的安全，不然伤痛就会找上门。另外，家长们也要了解如何防患于未然，保护孩子的足踝。

一、长跑、短跑、接力跑等跑步运动

　　1.足底筋膜炎　足底筋膜炎是指足底筋膜受到不同原因的过度拉扯而引起的症状，在孩子身上比较少出现，但如果孩子较为肥胖，风险会相应增加。

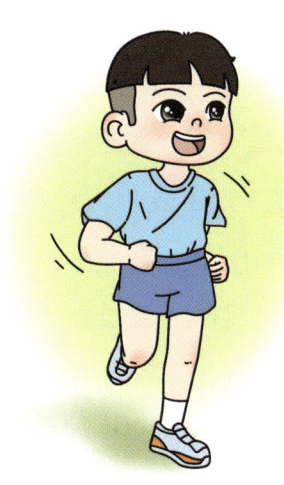

　　当孩子在进行跑步运动时，出现的损伤大多是慢性损伤。在中长跑过程中，因为脚步不稳或者跑步的方式不正确，可能导致足底筋膜受到反复牵拉和撞击，引发足底筋膜炎。一旦足底筋膜组织受到反复牵拉刺激或者负重过度，可能会出现局部小撕裂，产生炎症，引起疼痛。而超重的孩子施加在足底筋膜上的压力更大，诱发足底筋膜炎的风险也会更高。

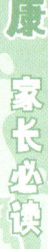
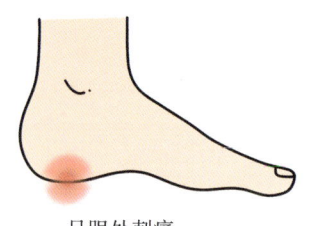

足跟处刺痛

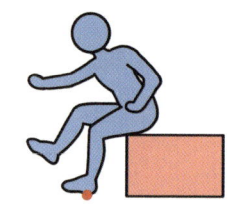

早上下床第1脚会觉得足跟刺痛
活动后缓解

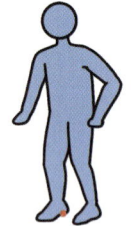

久站或行走过多会使疼痛加剧

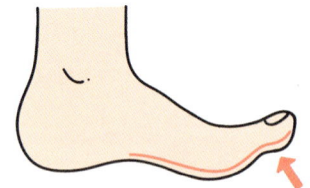

用手压迫或做踇趾
背曲时会疼痛

足底筋膜炎症状

2. 跟腱炎　跑步是最常见的运动，而且很多孩子也喜欢跑跑跳跳，但家长们需注意，跑步可能会造成跟腱炎。孩子平时跑步和跳跃时都会用到跟腱，在频繁的跑跳过程中，孩子的跟腱被反复牵拉刺激，就会产生局部轻微的损伤炎症。如果一直得不到缓解，时间久了，就会形成跟腱慢性损伤和炎症，表现为足跟上方的疼痛，家长可不能忽视。

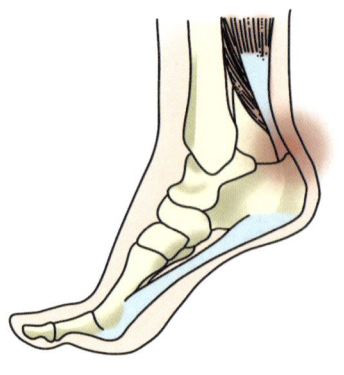

跟腱炎

　　怀着好奇心的孩子总是喜欢不一样的事物，包括鞋子。小男孩喜欢穿酷酷的皮鞋，小女孩会偷偷穿妈妈的高跟鞋。但穿着不合适的鞋子，如果摩擦损伤了跟腱，也可能会造成跟腱炎。此外，孩子的跑步姿势不正确、在寒冷的天气进行训练、肥胖等也可能导致跟腱炎。

注意事项

✦ 掌握正确的跑步姿势。

✦ 运动前专门的热身运动和拉伸不能少。在正式开始跑步时，先从一般速度开始，然后缓慢提速。

✦ 跑步鞋要选好。选择鞋底有较高回弹和减震，以及后跟杯加硬的鞋子，再配合功能鞋垫，能为跑步助力，也能减少足踝扭伤的概率。

✦ 日常锻炼不要忽视力量训练，尤其要加强足部和小腿的肌肉力量练习，建议每周给孩子安排 2 次肌肉耐力和力量练习。

✦ 跑久了脚会酸痛，此时需要减少运动量或直接休息一段时间，等身体逐渐适应跑步节奏后再进行。

二、篮球、足球、排球等球类运动

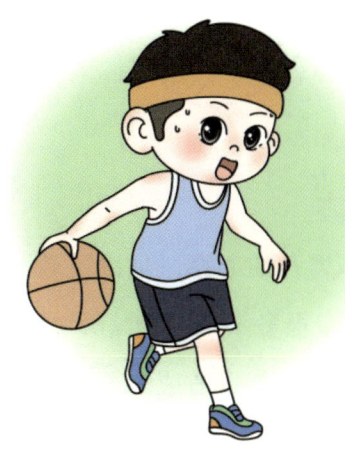 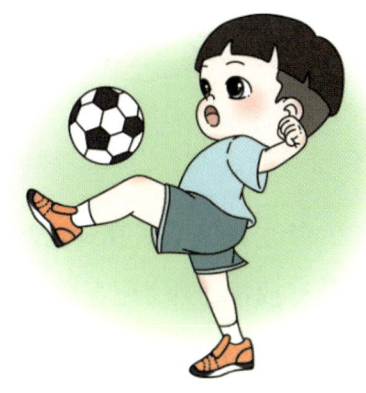

1.踝关节扭伤　球类运动真好玩，孩子需要经常进行跳跃、奔跑，而这些动作会给孩子的足踝带来很大的冲击力。

以比较常见的篮球为例，无论防守还是进攻，基本都会涉及身体变向，容易出现踝关节扭伤，也就是我们所说的"崴脚"，运动医学领域称之为"踝关节外侧副韧带扭伤"。一般出现扭伤后，孩子的足踝外侧会出现明显疼痛，走路会很困难。

踝关节扭伤程度可分为以下 3 级。

1 级扭伤：最常见，会感到疼痛，但足部不会出现肿胀或踝关节不稳定，一般休息 1～2 周后就可以重返运动场。

2 级扭伤：足部会出现明显的肿胀、疼痛和踝关节轻微的松弛，这种情况下通常需要休息 8～12 周，足踝才能恢复。

3 级扭伤：程度更重，踝关节会有明显的不稳定，出现明显的肿胀，而且疼痛特别剧烈。出现这种情况，家长需要及时带孩子就医，采取制动和康复治疗，否则孩子的踝关节会持续疼痛。

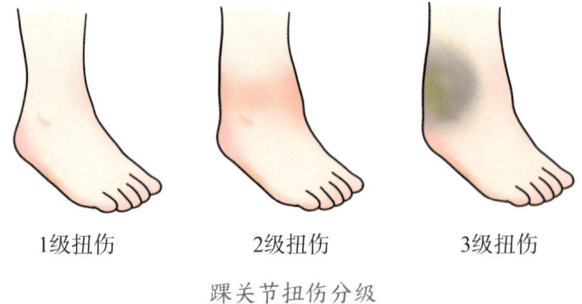

1级扭伤　　　　2级扭伤　　　　3级扭伤

踝关节扭伤分级

2. 草皮趾　驰骋在绿茵场上是很多小男孩的心愿，但踢足球除了可能造成扭伤外，还容易造成"草皮趾"。很多家长可能没听说过，但这种疾病的发生率仅次于踝关节扭伤和暴力作用造成的下胫腓关节损伤，排在足踝运动常见损伤的第 3 位。

草皮趾这个名称很有意思，虽然从名称来看，是指在草皮上造成的脚趾损伤，但它不仅仅只在草皮上运动才会出现。在医学上，草皮趾是指第1掌趾关节的关节囊韧带复合体损伤。它来源于足球运动员在人工草皮上比赛时，发生蹬趾损伤的状况，导致关节移位、僵硬、难以复位，在严重的情况下，可能导致跖骨头撕裂。

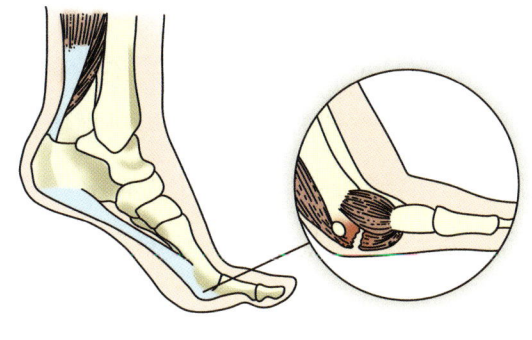

草皮趾

草皮趾损伤在足球运动中比较常见，最常见的症状包括蹬趾的底部疼痛、肿胀和关节活动受限。如果孩子参与足球这类速度快、对抗性强的运动，家长一定要多多注意，孩子在踢足球时向前摔倒，如果一瞬间蹬趾弯曲角度太大，就很可能导致草皮趾。

注意事项

✦ **平整的运动场地很重要**：尽量避免环境带来的安全隐患。

✦ **有保护装备更安心**：保护装备如护踝带或者具有降低扭伤概率的鞋子，能够有效地减轻孩子足踝部位受到的冲击和压力。

✦ **钉鞋在踢足球时必不可少**：可以帮孩子准备一双鞋身耐磨、鞋底支撑性好、有保护功能设计，同时鞋底有钉纹设计的足球运动鞋，可以在急停急转、奔跑变向等动作中增强保护力。

三、跳绳、单脚跳等跳跃类运动

很多家长认为跳绳对孩子的膝盖不好，这种担忧并非全无道理。因为进行跳绳、单脚跳等跳跃类运动时，人体的重心会落在双脚上，并且在落地瞬间，孩子踝关节受力最大。跳绳时，需要进行多次落地和弹跳，足部会反复遭受冲击。当足部肌肉过度使用时，则会使足部产生损伤或者疲劳。如果足部肌肉不能及时吸收反复碰撞产生的震动，缓冲足部骨骼受到的冲击力，可能会引起小的骨裂或骨折，而且会伴有足部局部肿胀和疼痛。

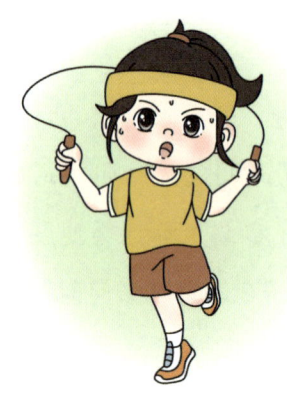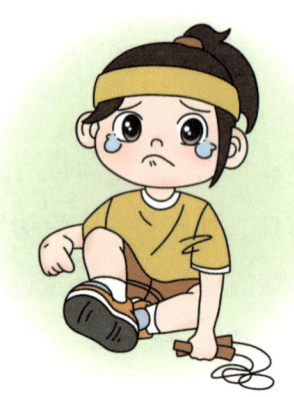

提醒一下，场地选择不当、跳跃技巧缺乏都可能增加孩子足部受伤的风险。

注意事项

- 水泥、瓷砖地面太硬：因为跳绳落地后会产生反作用力冲击，如果地面太硬，孩子的足部关节无法很好地缓冲应力，容易造成疼痛。
- 跳跃技巧要学会：初学者或很少跳绳的人容易跳得太高，下落的距离就会变长。长期这样，可能会因落地瞬间冲击力较大而损伤孩子的踝关节，学习正确的跳跃技巧可以减少足部受伤的风险。

◆ 鞋子要穿好：舒适且有保护功能的运动鞋可以减缓膝关节的受力，更能降低运动损伤的发生。建议选择能保护足踝、有抗扭设计、回弹性好的鞋子。

◆ 每天都要练一练：孩子刚开始跳绳锻炼时，建议每次进行 10 分钟，每周 2 ~ 4 次即可。尽量结合孩子的身体情况循序渐进地进行。

四、滑冰、滑雪等冰雪运动

冰雪运动好玩又有趣，但也存在风险！以最常见的滑冰和单板滑雪为例，这两种运动很容易导致踝关节损伤，尤其是对于初学者来说。

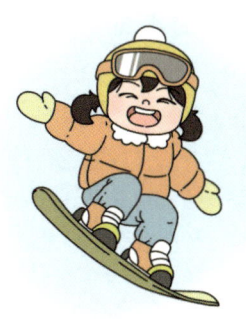 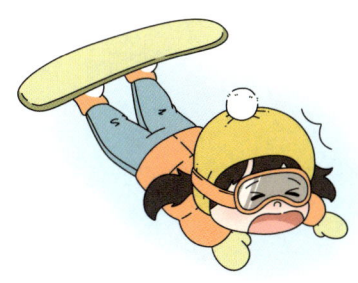

有一种单板滑雪所特有的距骨侧突骨折，称为"单板踝"。它在踝关节骨折中非常常见，约占 1/3，多为滑行者腾空后踝关节背屈、外旋、内翻落地时发生，从跟骨位置传递到距骨外侧突的剪切力可能导致不同尺寸的骨折碎片。

家长需要注意的是，这种情况的骨折经常被误诊为踝关节外侧扭伤。

注意事项

◆ 运动技巧很重要：各种冰雪运动都有其特殊性和相关运动技巧，参与冰雪运动前，需要通过科学的训练学会标准规范的动作。不要自己盲目开练。

◆ 合适且正规的运动装备不能少：选择与孩子身高、体重等相匹配的雪板、雪杖、雪鞋，并严格检查器材质量。还应尽量选择保暖、防水、透气、有一定摩擦力、色彩鲜明的滑雪服、头盔和手套。此外，滑雪护目镜、护膝、护肘、护脸等防护用品也要记得准备上。

◆ 一定要热身：这样可以让肌肉和关节都达到很好的功能状态。

◆ 天气预报要关注：在进行户外冰雪运动前，应关注当时当地的天气状况，大雪、强风、气温过低、雾霾或者能见度较差时，就不要到户外运动了，因为恶劣天气对孩子的视觉干扰大，伤害事故概率会增高。

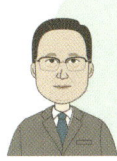

【专家说】

1. 崴脚后应该如何处理，才能帮助孩子快速恢复运动能力

孩子们出去玩总喜欢乱蹦乱跳，一不小心就容易崴脚！崴脚后，通常会出现足踝外侧肿胀、疼痛的情况，家长要第一时间为孩子进行冰敷、固定等一系列处理。建议使用硬支撑护踝来固定孩子的小脚，这样可以帮助踝关节韧带愈合。

固定2～3周后，就可以做下一步的康复训练了。康复训练可以从以下3个方面进行：关节活动度、肌肉力量和平衡训练。这些训练可以帮助孩子提高运动功能，恢复运动能力。同时，家长要注意，在带孩子进行肌肉力量和平衡训练时，如果出现剧烈疼痛，就说明动作太难，超出了孩子小脚的承受范围，要立即停下来。

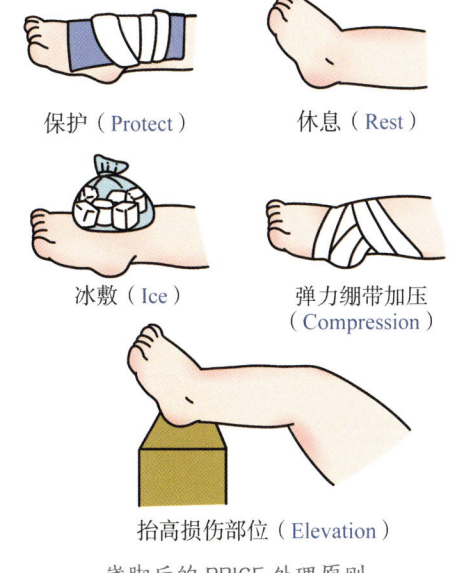

保护（Protect）　　休息（Rest）

冰敷（Ice）　　弹力绷带加压（Compression）

抬高损伤部位（Elevation）

崴脚后的 PRICE 处理原则

2. 为什么孩子会出现反复崴脚的情况

孩子日常都很好动，所以导致他们崴脚的原因有很多，除了突然的意外损伤，也可能与先天性关节松弛症有关。

很多崴脚的孩子都存在全身关节松弛的情况，这个症状本身并不是疾病，而是一个先天现象。一般来说，有先天性关节松弛的孩子关节和韧带会比较松，对骨关节不利，也更容易崴脚。这些孩子平时可以做一些难度较高的拉伸动作，多进行肌肉力量和平衡训练。

还有一类反复崴脚是由于足踝外侧韧带撕裂，造成关节松弛不稳而产生，临床上称为"踝关节不稳"。如果孩子出现踝关节不稳的情况，建议先进行康复训练。如果问题仍没有解决，则需要进行手术修复韧带，以恢复韧带的稳定性。

3. 孩子有跟腱炎怎么办

跟腱炎的治疗主要分为两类。

一类是急性发作性跟腱炎。出现这种情况时，首先，要让孩子多休息，任何引起疼痛或者让疼痛加重的动作都要尽量避免。其次，可以每天帮孩子冰敷 15～20 分钟，一天 4～6 次。如果疼痛症状很明显，就需要在医生的指导下服用非甾体抗炎药。这类药物可以缓解疼痛，一般情况下服用 1 周左右即可。

另一类是慢性持续性跟腱炎。这种情况的治疗流程相对复杂，需要家长带着孩子到医院或者医疗机构接受专业的运动康复治疗，否则疾病造成的长期疼痛会让孩子受罪。

4. 肥胖的孩子运动时跟腱更容易受伤吗

在走路和跑步等运动过程中，跟腱需要承受较大的作用力，容易造成损伤。而肥胖孩子因体重较重，运动时跟腱承受的负荷较正常孩子更大，更容易受伤。但在正确的指导下，孩子通过适度的体育锻炼，肌肉力量会逐渐增强，跟腱的承受能力也会随之提高。此外，适当的体育活动也可以帮助肥胖的孩子控制体重。因此，建议家长们培养孩子的锻炼习惯，帮助孩子打造强健的身体。

5. 孩子骨折真的能够自我修复吗

儿童骨折损伤与成人是有区别的，儿童的骨骼处于生长状态，他们的生理功能和生物力学性能都在不断变化，自我恢复能力也比较强。凭借强大的塑形能力，机体能够将畸形自行纠正，自身愈合和自我修复能力很强，很多轻微的骨折可以复位、愈合，甚至不用进行手术。

当然，孩子的恢复力也不是无限的，如果出现严重骨折或者关节内骨折，损伤了关节面或者生长板，就需要进行专业的手术治疗了，否则骨折难以恢复，也可能留下可怕的后遗症。

第四章

支招

如何选择合适的鞋子

鞋子合不合适，只有脚知道。很多成年后的足踝问题，都与足部发育时期鞋子没选对有关。因此，呵护好孩子足踝的健康，选择合适的鞋子是重中之重。

第一节 | 不同年龄段选鞋：按足部发育需求

　　随着人们对健康穿鞋的需求日益增长，"健康鞋"的概念应运而生，并且越来越清晰。它的两点核心理念也是人们在选鞋时需要重点考虑的内容：①选鞋要根据不同年龄段、不同足部情况来进行；②鞋子的设计要符合人体力学原理，能对足部起到保护及促进足部健康的作用。

　　那么，鞋子具体应该怎么选？要注意哪些方面？下面这些"选鞋指南"不可错过。

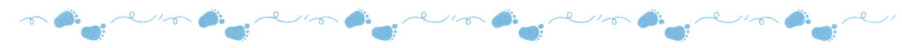

一、宝宝学步阶段，选鞋要看学步需求

　　宝宝从尝试站立到走稳，基本可分为 3 个阶段，即爬行期至学步初期、学步期、稳步期，每个阶段都是宝宝迈步向前的重要时刻。"什么时候开始穿鞋？""怎么选鞋才能保护好他们稚嫩的脚丫？""怎么才能让宝宝走得更好更稳？"等，都是家长们普遍关心的问题。

　　孩子足部发育是有规律的，不同的学步时期有不同的步态特点，而且对鞋子的需求也不一样，所以，就让我们跟随宝宝不同学步阶段需求的"步伐"，一步一步来选鞋！

【第 1 阶段】爬行期至学步初期（8 ～ 15 月龄）：步前鞋

　　在经过一段时间的爬行锻炼后，大多数宝宝都开始尝试扶着东西站起来，这就代表着他们开始有意识地迈步学走了。这个时期宝宝的腿部力量还不够、身体控制能力不协调、稳定性也不够好，所以，家长们会发现他们走路会有重心不稳、跟跟跄跄、两腿分得比较开、容易跌倒等情况。其实这些都是正常现象，家长们不用过分担心，应该鼓励宝宝多去锻炼。

在室内条件允许的情况下，尽量让这个阶段的孩子多光脚走路。孩子光脚走路的好处很多。他们通过小脚丫能更准确地感受地面的变化，同时地面和障碍物也可以给足底足够的刺激信号，这些刺激会传导到他们的中枢神经和小脑系统，有利于他们建立重心平衡能力。另外，在光脚走路时，宝宝足部的肌肉和韧带也得到锻炼，能增加足底抓地感，培养和锻炼宝宝的协调能力。

但如果天气比较冷，或者带宝宝到室外活动时，为了保暖和避免受伤，家长还是要给宝宝准备一双鞋子。这个阶段的鞋子要选鞋底超薄的，让他们尽可能地用脚感知地面。

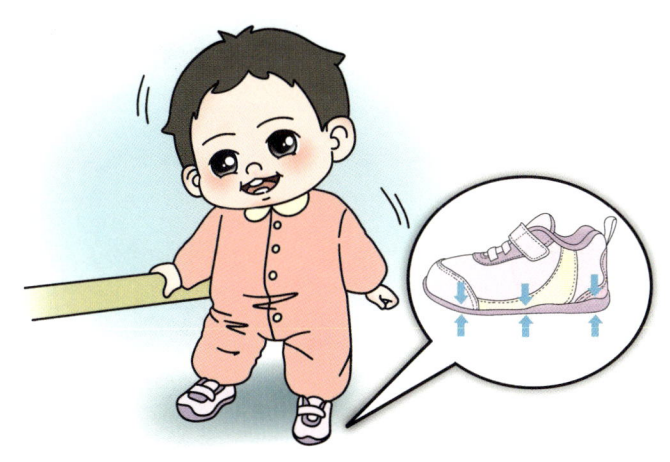

爬行期至学步初期应选有超薄鞋底设计的鞋子

【第 2 阶段】学步期（16 月龄～ 3 岁）：学步鞋

这个阶段的宝宝开始不需要借助外力站立，并开始蹒跚迈步，行走的时间显著增加。在孩子还不能独立走稳的这段时间里，家长要做好引导和保护措施，避免出现磕碰等危险情况，当好"引导员"和"安全员"，同时要重点培养孩子正确的走路步态。

爸爸、妈妈在给这个阶段的孩子选鞋时，应该选择前脚掌容易弯曲的学步鞋，这样能让宝宝起步的时候更轻松，提升他们走路的自信感，更有利于培养他们正确的走路姿势。

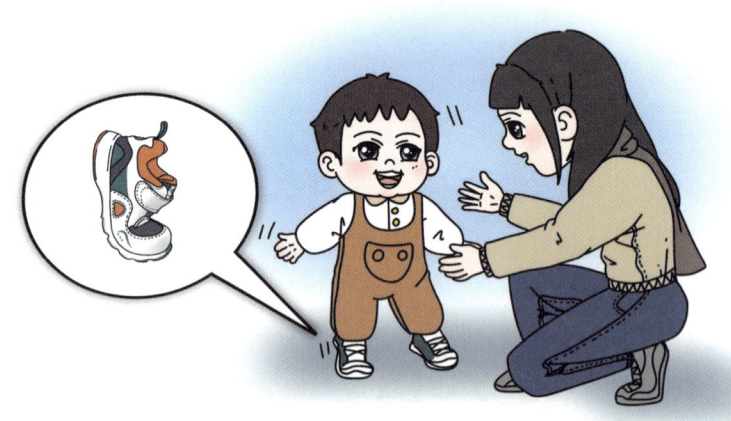

学步期应选有前脚掌易曲折设计的鞋子

【第 3 阶段】稳步期（2 ～ 4 岁）：稳步鞋

这个阶段的宝宝走路稳定性变得更好了，日常运动量也越来越大，但骨骼、肌肉、关节等仍处于发育阶段，家长们可能会发现他们的脚存在"足弓扁平""足跟外翻""X 型腿"之类的情况。一般来说，如果孩子没有出现明显疼痛、病理性症状，也没有加重倾向，这些情况都会随着生长发育而逐渐自行改善，家长们不需要进行干预。

给这个时期的宝宝选鞋，保护好足部是关键。首先，鞋子要有加硬且有弹性的后跟杯，这样可以稳定后跟骨，控制后跟外翻程度。其次，鞋子需要有全接触鞋垫，能平均分散足底压力。最后，鞋子宽度需要适合宝宝足型，让宝宝的小脚丫能在舒适的环境下健康成长。

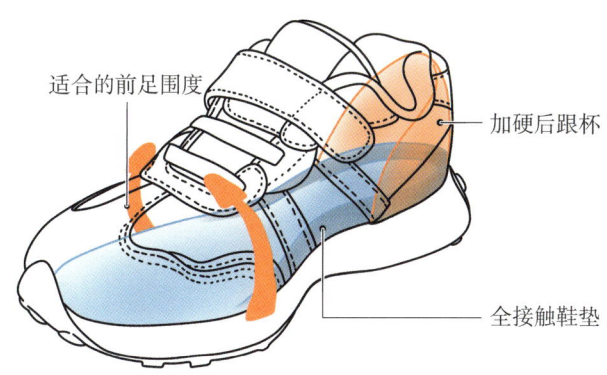

适合的前足围度

加硬后跟杯

全接触鞋垫

稳步期应选有三维护足概念设计的鞋子

二、4 ～ 13 岁足部发育黄金期，选鞋要看足部需求

4 ～ 13 岁足部发育进入黄金期，这个阶段孩子的足部骨骼快速生长，可塑性强，足弓也开始逐渐显现，更需要家长们的关注和重视。建议定期对孩子的足部进行检查，及时了解足部的发育情况，并根据不同的足部情况，选择具有保护功能的鞋垫和鞋子。具体应该怎么选呢？

1.根据足部情况，匹配合适的鞋垫　孩子足部的生长情况都是有所不同的，需要根据足部情况匹配合适的鞋垫，一方面可以更契合脚型，调整生物力线，减少后跟摆动幅度，在他们走路时缓解足部疲劳；另一方面也给足弓保留活动空间，让足底的肌肉得到锻炼，促进足弓发育。

2. 鞋子的后跟杯要加硬且有弹性　这样可以起到稳定踝关节的作用，减少后跟的过分摆动，预防足踝损伤。

3. 鞋子的前足围度要适合　适合脚型的围度能使孩子更舒适，切记不能为了美观选择鞋头过窄的鞋，不然脚趾可能会出问题。

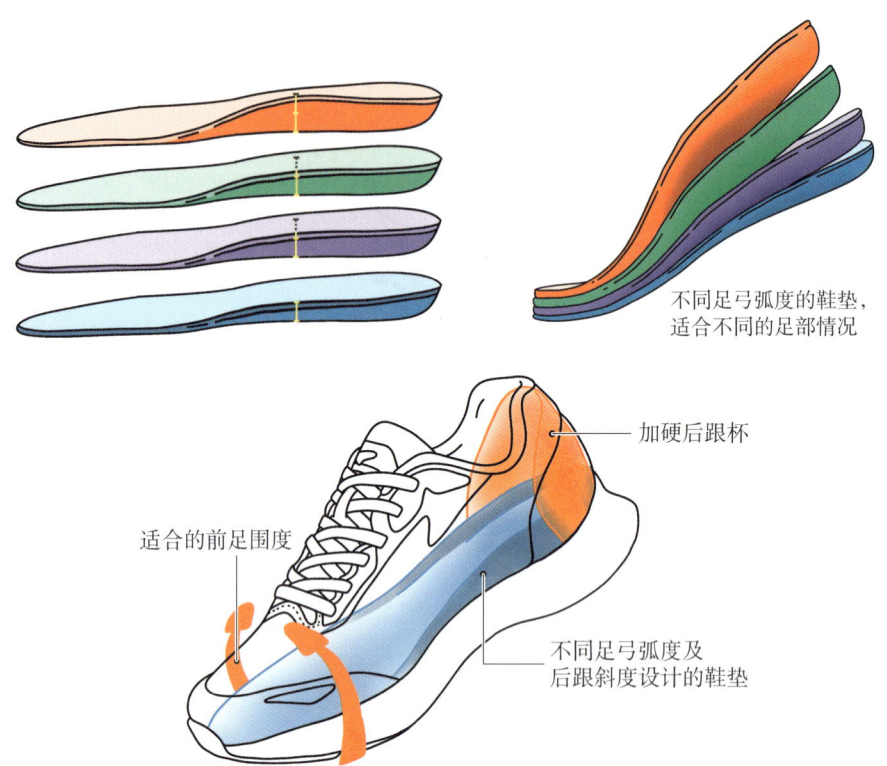

不同足弓弧度的鞋垫，
适合不同的足部情况

加硬后跟杯

适合的前足围度

不同足弓弧度及
后跟斜度设计的鞋垫

4～13岁应根据不同足部情况选择有功能设计的鞋子

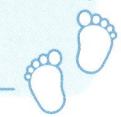

　　随着孩子的成长，他们的小脚丫经历了许多"蜕变"：足部的软骨逐渐骨化成坚硬的骨头，足弓从无到逐渐成形。因为孩子足部形态有"不稳定""变形度大"的特点，所以在选择鞋子时需要根据具体足型来选，以确保健康舒适。以下介绍4种常见的足型及选鞋要点。

一、正常足

　　正常足的孩子走路时，通常是脚的外侧先着地，然后轻微内翻。

　　选鞋要点：鞋子后跟杯需有一定硬度和弹性，以增加足部稳定性，减少足踝受伤概率；鞋垫选择足弓位置有轻微弧度的全接触鞋垫，可以增加足底接触面，平均分散压力，舒缓足部疲劳。

二、扁平足

　　扁平足的孩子走路时，脚掌接触地面的范围增大，但足底的肌肉力量不够，如果长时间以这种姿势行走，足底内侧容易出现疼痛。

　　选鞋要点：根据足部情况来选鞋垫，同时鞋子后跟杯的部分应该选择加硬且有弹性的，这样可以把偏低的足弓支撑起来，减少后跟的过分摆动，减缓疲劳速度。同时，给足弓保留活动空间，使肌肉得到适当的锻炼，令足弓健康成长。

三、高弓足

有高弓足的小朋友，由于足弓升高，足底压力会集中在前足及后跟。

选鞋要点：可以通过选择足弓垫来填充足弓过高的部分，分散足底压力，从而减少足底其他部位的疲劳。同时，高弓足也是最容易出现足踝扭伤的一种足型，所以鞋的后跟杯部分建议加硬加高，给予足跟稳定的支撑力，减少扭伤概率。

四、姆外翻

这种足型的形成与鞋子合不合脚有较大关系。因为孩子足部骨骼还没有发育完全，可塑性强，如果鞋头比较窄，脚趾会受到挤压，如果鞋跟比较高，压力就会转移到前脚掌，这两种情况都可能诱发姆外翻。

选鞋要点：保证鞋头宽度足够，还要避免穿高跟鞋。

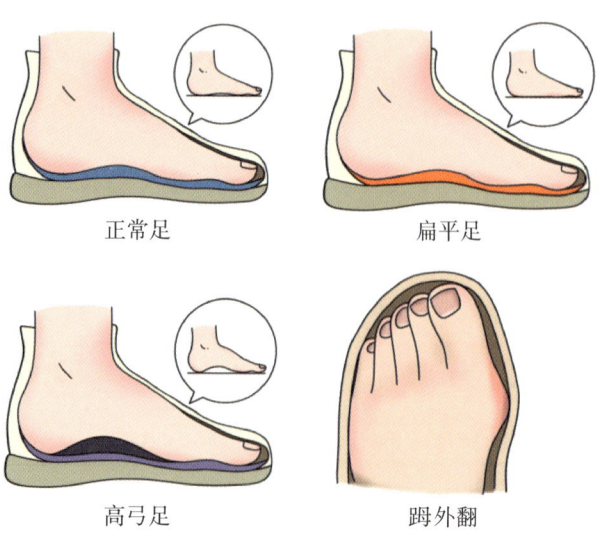

正常足　　　　　　　　扁平足

高弓足　　　　　　　　姆外翻

第三节 | 不同类型的鞋怎么选: 符合场景及穿着搭配

起初，鞋子只是一种保护人们脚不受伤的工具，但随着人们开始追求鞋子的款式、用途、材质，鞋子的种类变得越来越多。但无论穿哪种鞋子，都不能忽视其功能，穿得健康与舒适才是最重要的。让我们一起来认识一些常见的鞋子，并获取选择这些鞋子的小建议。

一、运动鞋

1. 鞋子特点　运动鞋是根据人们参加运动或旅游的特点而设计制造的鞋子，鞋底一般柔软且富有弹性，既能起一定的缓冲作用，也能防止足踝受伤。

2. 适用场景　运动鞋是日常生活中穿得最频繁的鞋子之一。在进行体育运动，尤其是高强度体能运动时，一定要穿运动鞋。而日常活动、休闲娱乐时，则可以自由选择。

3. 选鞋小建议　建议小朋友在进行日常运动时，都要选择有保护功能的运动鞋，但需要注意，运动鞋是一种统称，它又包含不同功能的鞋子，家长们可以根据不同的运动项目和场景进行选择。

1）旅游鞋（日常行走、运动）：是日常穿着频率最高的运动鞋，适用场景也较为广泛，一般上学、旅行、休闲运动等都可以穿。其富有弹性的鞋底和功能鞋垫，对孩子日常的跑跳起到一定的缓冲作用，可舒缓足部疲劳，而加硬的后跟杯能稳定足踝，起到一定的保护作用。

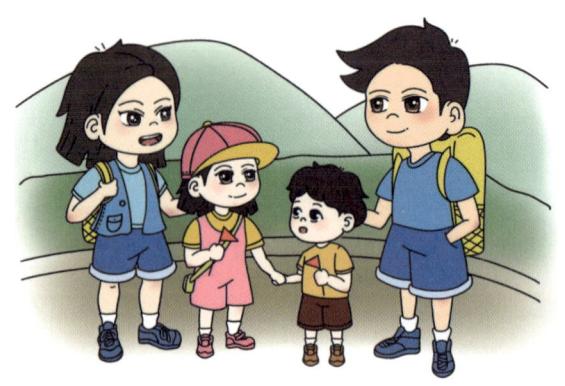

适合日常运动及旅行的鞋子

2）综合训练鞋：又称为全能鞋，在练习基础动作时穿，适合一些较为简单的运动，如跑步、跳绳。训练鞋有回弹和减震的鞋底、

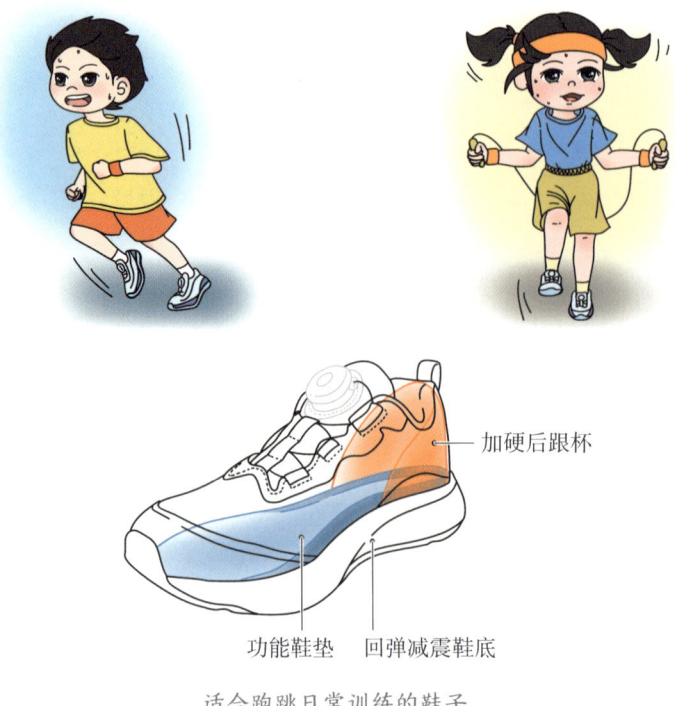

加硬后跟杯

功能鞋垫　　回弹减震鞋底

适合跑跳日常训练的鞋子

加硬的后跟杯，再配有合适的功能鞋垫，在运动时既可以增加稳定性，减少足踝扭伤的概率，也有助于提升弹跳及推送等运动表现。

3）篮球鞋：篮球运动是非常受欢迎的对抗性运动，它需要参与者快速奔跑、突然与连续起跳、敏捷反应与力量抗衡，所以选鞋时更要注重选择有保护足踝功能的鞋子。有回弹减震鞋底和侧墙上延纹路设计，配有功能鞋垫及后跟杯加硬设计的篮球鞋，能为运球、起跳、转身提供减震及支撑，增加鞋子的稳定性，降低足踝扭伤的风险。

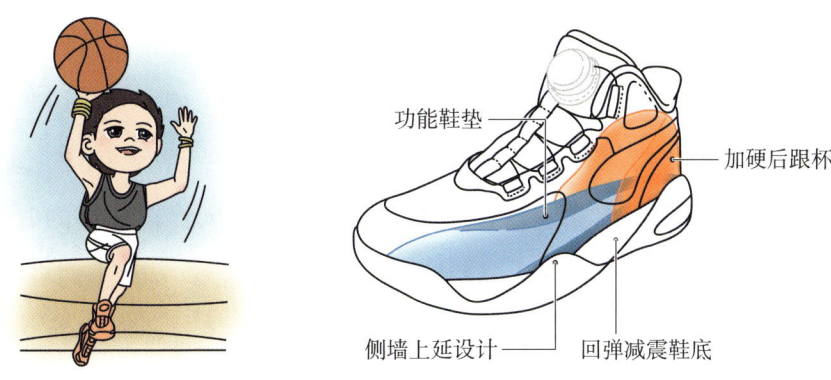

功能鞋垫
加硬后跟杯
侧墙上延设计
回弹减震鞋底

适合篮球日常训练的鞋子

4）足球鞋：足球运动有着"对抗性强、战术多变、参与人数多"等特点，在参加足球训练时，选择有保护功能的足球鞋尤为重要。

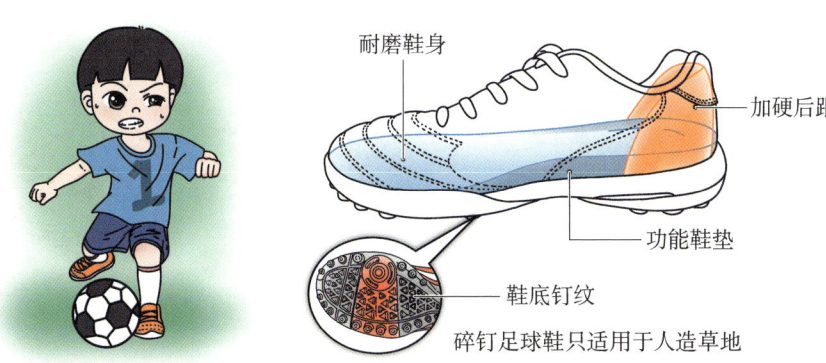

耐磨鞋身
加硬后跟杯
功能鞋垫
鞋底钉纹
碎钉足球鞋只适用于人造草地

适合足球日常训练的鞋子

鞋身耐磨及鞋底有钉纹设计，配有功能鞋垫及后跟杯加硬设计的足球运动鞋，能在足球运动常见的急停急转、奔跑变向等动作中增强运动保护力，减少足踝扭伤的概率。

另外，在选择足球鞋时，也需根据足球场地来选择不同鞋钉的球鞋。目前比较常见的有以下4种：① 短钉足球鞋，适用于比较坚硬的高级人工草地；② 长钉足球鞋，适用于天然草地；③ 钢钉足球鞋，适用于松软湿润的场地；④ 碎钉足球鞋，适用于各种人造球场。

二、凉鞋

1. 鞋子特点　凉鞋是一种裸露脚部皮肤的鞋类，一些简单的款式甚至看起来和拖鞋差不多，它的鞋面一般有带条、网眼或透空设计。

2. 适用场景　凉鞋日常活动穿的概率比较大，在夏天的时候最常见，但多数凉鞋并不适合运动时穿。

3. 选鞋小建议　在孩子还没能走稳之前，选择凉鞋要选全包凉鞋，前有包头保护脚趾，后有包跟稳固踝关节，这样能更好地保护孩子的小脚丫。而给年龄稍大的孩子选择露趾凉鞋时，因足底出汗或者沾水时脚容易往前冲，所以选鞋时建议选择带有趾骨槽的全接触鞋垫，能契合足部，避免孩子行走时脚往前冲，从而稳定身体。

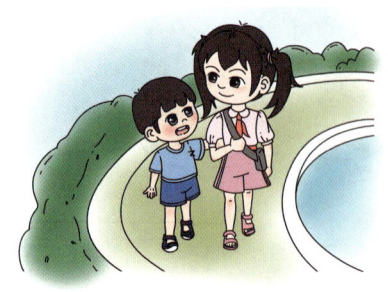

凉鞋

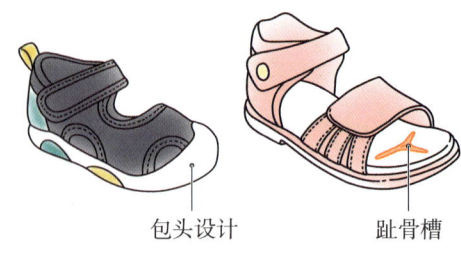

包头设计　　　趾骨槽

三、皮鞋 / 礼仪鞋

1. 鞋子特点　这两种鞋子用皮革做鞋面，用皮革、橡胶、塑料、PU 发泡、PVC 等做鞋底，经缝绱、胶粘或注塑等工艺加工成型的鞋类，对端正孩子体态、美育方面都很有益处。

2. 适用场景　生活不可缺少仪式感，而皮鞋和礼仪鞋与仪式感匹配度超高，它们一般用于比较正式的场合，当然也可以作为日常鞋来穿。

3. 选鞋小建议　给孩子选皮鞋或礼仪鞋时，尽量选择圆头的，给脚趾足够的空间；鞋跟要有适当的高度，但不可超过 2.5 厘米，而且鞋跟要有一定硬度，不能过软；鞋垫选择有弧度且契合孩子足型的，可以让行走更舒适。

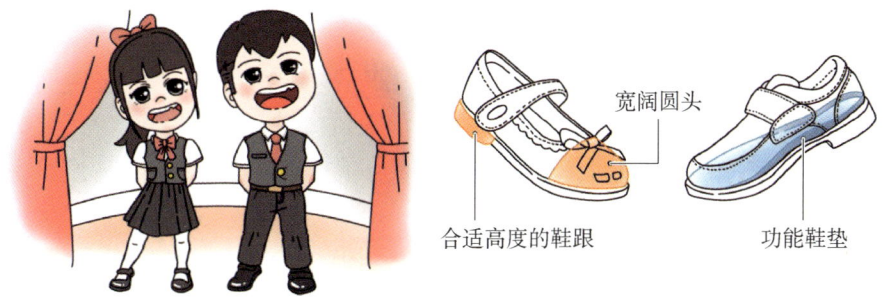

宽阔圆头

合适高度的鞋跟　　　功能鞋垫

皮鞋

四、板鞋

1. 鞋子特点　因为多为玩滑板的人常穿，所以称为"板鞋"。从外观上来，鞋底比较平，没有鞋跟，而且鞋底一般比较硬，没有穿运动鞋舒服。

2. 适用场景　玩滑板或者日常休闲都可以穿。

3. 选鞋小建议　板鞋常见的鞋帮可划分为：低帮、中帮、高帮

3 种。其中低帮板鞋可以提供较大的自由活动度，中帮、高帮板鞋对足踝有一定的保护作用，家长可按照需求进行选购。同时，建议后跟杯要选有一定硬度的，也要选择契合孩子足型的功能鞋垫，能舒缓足部疲劳，孩子穿得更加舒适。

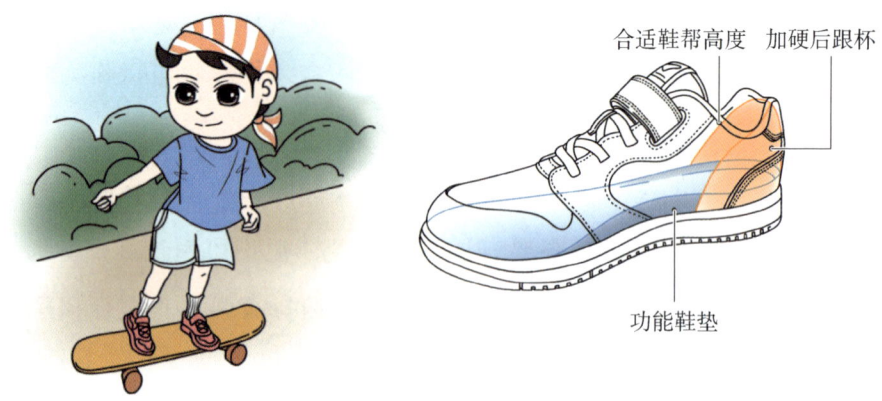

合适鞋帮高度　加硬后跟杯

功能鞋垫

板鞋

五、雪地靴

1. 鞋子特点　雪地靴最明显的特点就是高鞋帮，一般高度会超过踝关节，而且有宽大的鞋头和厚实的绒毛设计，整体看起来有点笨重，但十分保暖。

2. 适用场景　雪地靴的保暖和保护性能佳，适合寒冷季节日常休闲时穿，它是冬天的流行单品，尤其在北方寒冷的冬季非常常见。

3. 选鞋小建议　为孩子挑选雪地靴时不能只看外观和保暖，需要对鞋帮、鞋底、鞋垫等多方面进行考量。其中鞋子后跟杯要有加硬设计，给足踝支撑和保护；鞋底硬度及厚度要适中且防滑，同时要选择适合孩子足型的功能鞋垫，这样能让孩子行走时较舒适；另外，鞋靴整体的轻便和透气性也不能忽视，在挑选时需注意看材质。

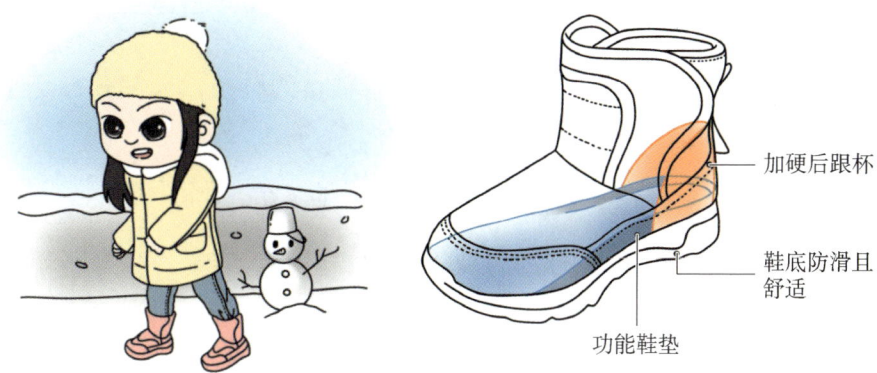

加硬后跟杯

鞋底防滑且
舒适

功能鞋垫

雪地靴

六、洞洞鞋

1. **鞋子特点** 洞洞鞋也属于凉鞋，它最大的特点是鞋面上有很多透气的孔洞，同时整体轻便、宽大、透气、柔软。

2. **适用场景** 休闲散步时穿洞洞鞋会觉得很舒服，但当作日常凉鞋穿就不合适了。

3. **选鞋小建议** 洞洞鞋容易有太宽松、太柔软、鞋底厚、不跟脚、材质不过关等问题，而且穿洞洞鞋乘电扶梯比较容易出现夹脚的情况，家长在选洞洞鞋时要注意以上几点。总体来说，不建议孩子长期穿洞洞鞋。

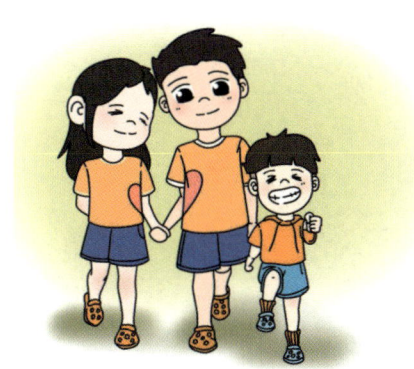

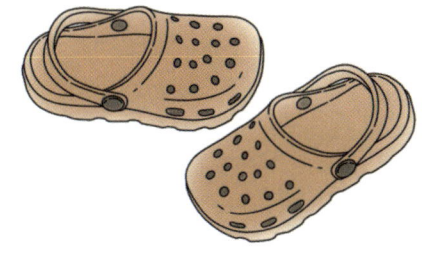

洞洞鞋

七、拖鞋

1. **鞋子特点**　拖鞋是指后半截没有鞋帮的鞋子，大部分都是平底，不用系鞋带。

2. **适用场景**　拖鞋一般在室内穿，不建议在室外穿。

3. **选鞋小建议**　拖鞋因为缺乏后跟和鞋带，容易产生鞋子不跟脚的问题，所以不建议还没能走稳的孩子穿，以免增加摔倒的危险，也影响孩子学习正确的步态。

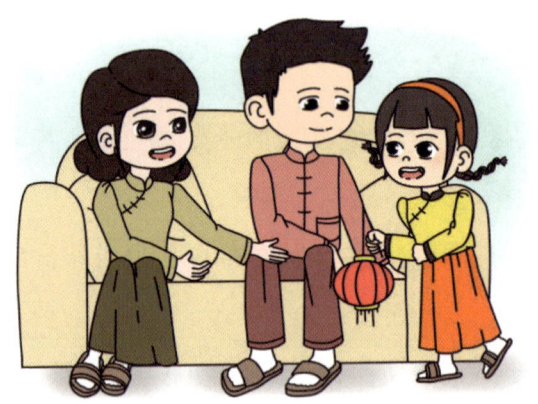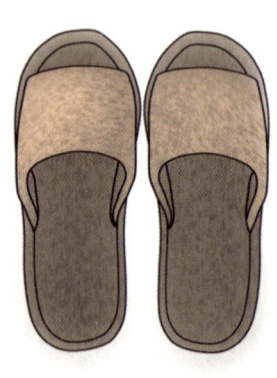

拖鞋

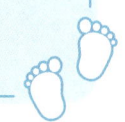

第四节 | 儿童选鞋五原则

对照尺码、材质、鞋底、鞋垫、鞋跟，这是给孩子选合适舒适鞋子的五原则。

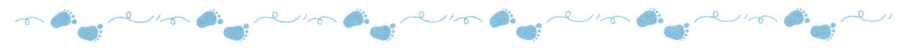

一、尺码

选鞋前先量量孩子的脚长和脚宽，一般来说，鞋的整体长度稍大于脚 1 厘米左右，才能在走路时给足趾留有充分的空间。

让孩子光脚站立，足跟抵住墙壁使足掌完全伸展开

在足掌最长的地方用笔做上记号

测量墙壁到记号之间的距离即为孩子准确的净足长

方法一

方法二

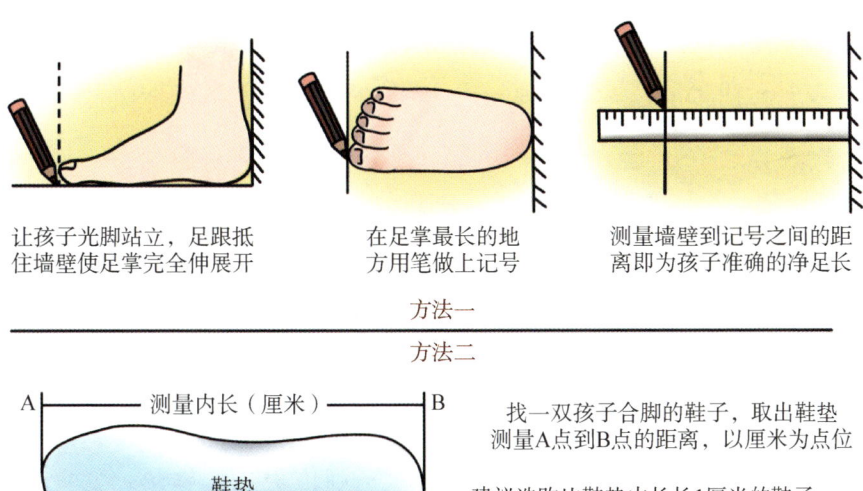

A ——— 测量内长（厘米）——— B

鞋垫

找一双孩子合脚的鞋子，取出鞋垫测量A点到B点的距离，以厘米为点位

建议选购比鞋垫内长长1厘米的鞋子

量脚方法及步骤

当然，让孩子亲自试鞋也很重要，感觉太大、太小、太肥、太瘦都是不可以的。试鞋时，可以把孩子的脚轻轻往前推到鞋头，确

定脚趾、脚背没有受到压迫后，如果能往鞋子后跟插入一根手指，就说明大小是比较合适的。

二、材质

鞋子里面要保持干燥、舒适，材质就要选透气的，如网面、网布、飞织面、皮革、超纤等材料的透气性就比较好。如果家长觉得看材质不能准确判断透气性，也有一个小方法：用卫生纸盖在鞋面上，然后使用吹风机往鞋里吹风，看鞋面上纸张会不会轻轻飘起。

此外，家长可以闻一闻新鞋的味道，鞋子如果散发不良气味，可能不符合国家标准，如果长期穿，可能会影响孩子的身体健康，所以一定要购买正规厂家生产的鞋子。

三、鞋底

"鞋子软底好还是硬底好"是很多家长关心的问题，答案是太软或太硬都不好！孩子的肌肉、韧带、骨骼都处于发育阶段，鞋底太软既会加重足弓的负担，也会导致小腿和足部肌肉受力不稳，增加足踝扭伤的风险。而太硬的鞋底缓冲能力差，会增加关节损伤的风险。

四、鞋垫

不要小看选择鞋垫的重要性，它们具有高科技含量！如果孩子的足弓发育比较好，建议选择温和足弓弧度设计的鞋垫。如果孩子足弓有偏低或偏高的情况，鞋垫的足弓弧度就需要根据实际情况选择，适配给足弓合适的支撑，改善足底的受力，起到舒缓足部疲劳的作用。

五、鞋跟

小朋友穿高跟鞋"有百害而无一利"，合适的跟高应该不超过 2.5 厘米。如果穿鞋跟过高的鞋子，孩子身体重心前移，那么膝关节、骨盆及脊柱的健康都会受到影响，而且可能影响孩子还处于发育期的脚骨结构，导致畸形，家长可别大意。

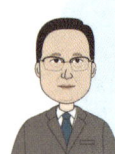

● 1. 鞋子是越软越好吗

不是，鞋子需要有一定的硬度支撑足底。柔软的鞋子刚穿的时候确实会感觉轻便舒适，但要知道，它存在足底缺乏支撑的问题，不能给孩子的脚提供足够的保护。穿这样的鞋子行走时，会加重对足弓的负担，也会导致小腿和足部肌肉的受力不稳定、不均匀，增加踝关节扭伤的风险。如果孩子的脚本身有扁平足、足内翻或外翻等问题，穿过于柔软的鞋子还会加重这些问题。

● 2. 足弓承托鞋垫不利于孩子的足弓发育吗

这种说法不对，建议选择有足弓承托的鞋垫。但鞋垫的选择也有讲究。建议家长要分情况来选择，不同孩子的足弓发育情况不同，鞋垫的足弓承托幅度要求也不同。在选择前，家长可以先看看孩子属于哪种足型。

对于正常足的孩子来说，弧度温和的全接触鞋垫更贴合他们的足底，可以增加足底接触面积，平均分散压力，在孩子走路、运动时，起到减少足部疲劳的效果，这样他们会感觉更舒适。对于足弓偏低的孩子，足弓承托鞋垫可以将偏低的足弓承托起来，减低足底筋膜拉扯幅度，调整生物力线。孩子穿这样的鞋垫，可改善足弓的弹簧功能，在步行时推送身体及减震，减缓足部疲劳程度，也能减少产生足底筋膜炎及疼痛的机会。足弓支撑起来之后，孩子的足部肌肉活动方向及效率恢复正常，锻炼效果也能得到保证。同时，鞋垫会给足弓保留活动空间，让肌肉得到适当的锻炼，更有利于足弓健康生长。对高弓足的孩子来说，他们的足弓偏高，减震能力差，足底压力集中在前足和后跟，容易长茧或者疼痛，也容易扭伤。穿有足弓承托的鞋垫，可以填补过高足弓，增加足底接触面，分散足底压力，从而降低足痛和受伤的概率，使行走更顺畅、安全。

3. 可以给孩子穿二手鞋吗

不建议。每个小朋友脚的形状、发育情况和走路姿势都不一样，所以鞋子产生的磨损和变形也会不一样。孩子足部骨骼柔软易变形，穿二手鞋可能会让他们复制鞋子上一个主人的脚形和走路姿势，从而影响双足发育。

4. 孩子也可以穿高跟鞋吗

不可以。不适当的跟高，会让孩子足部受力点发生改变，重心向前转移集中到前脚掌，蹬趾也会受到压迫，这样不仅容易导致前掌疼痛，还容易诱发蹬外翻，而且重心的改变也容易造成孩子重心不稳，导致走路易摔倒和易崴脚。适当的鞋跟高度能够让人体负荷比较均匀地分布于脚前脚后，也能保护足弓，减少行走时地面对跟骨和大脑的震动等。要切记童鞋的跟高不能超过 2.5 厘米。

5. 孩子的鞋子可以买大一码吗

童鞋尺码要合适，不能贪大，大码鞋子会影响孩子足部发育和走路姿势。另外，太大的鞋子无法为孩子的足部提供有效的支撑和固定，孩子就会容易摔倒。而且因为大码鞋里面空间过多，孩子的脚趾容易往前冲而与鞋头产生摩擦，同时足跟容易偏斜，产生足跟内翻或外翻。为了追求舒适的姿势以及避免鞋子容易掉落，小朋友还可能会抬起脚趾拉着鞋子走，养成不良的走路姿势。

6. 鞋后跟位置有硬度会不舒服吗

不会，鞋子的后跟位置必须有一定的硬度才利于孩子足部发育。要知道，儿童骨骼、关节、韧带正处于发育时期，平衡稳定能力不强，鞋后跟如果太柔软，脚在鞋中就会缺乏相应的支撑和固定，在行走或运动时脚部容易左右摇摆，从而引起踝关节及韧带的损伤，还可能养成不良的走路姿势。而后跟位置有硬度能有效支撑和稳定孩子跟骨，控制足跟内翻或外翻的幅度，帮助跟骨垂直生长，也能减少崴脚的风险。当然，在买鞋子时，鞋后跟除了有硬度外，还需要有一定的弹性，这样既有利于足部的健康发育，也能穿得舒服。另外，如果担心鞋后跟硬导致磨脚，穿适合的袜子也能有效预防。

7. 鞋子弯折度越大越好吗

鞋子的弯折度是选鞋时的一个重要考量因素，但并不是弯折度越大越好。通常，鞋子的弯折度指的是鞋子在特定位置的弯曲程度，这关系到鞋子的灵活性和舒适性，有助于孩子进行日常活动和运动。

人在行走时，足部会经历"后跟落地-足底支撑-前足掌推送"这3个阶段。在推送阶段，足部的自然折线位于前足，因此一般建议检查鞋子前足位置的弯折情况，以匹配人体行走的自然步态。

然而，需要注意的是，过大或过小的弯折度都不理想。过大的弯折度可能会使鞋子过于柔软，缺乏足够的支撑性，这不仅无法提供足够的保护，还可能增加运动时的受伤风险。相反，弯折度过小的鞋子可能过于硬挺，限制了足部的灵活性，容易导致足部疲劳、破皮磨损或其他不适感。

8. 穿厚鞋底会比较舒服吗

厚鞋底穿上时确实比较舒服，但太厚的鞋底不易弯折，可能会阻碍孩子行走，不建议给小朋友买鞋底太厚的鞋，尤其是学龄前的小朋友。对本来平衡感就不强的幼儿来说，厚鞋底会让身体对踝关节的掌控力大大减弱，使踝关节很难保持稳定，不易保持身体平衡，容易发生崴脚，引起踝关节及韧带损伤。另外，孩子喜欢不停地跑和跳，鞋子需要随着其运动不断地弯曲以与地面接触，而鞋底越厚弯曲就越费力，次数多了容易导致足部疲劳，并影响膝关节及腰椎的健康。

9. 刚学走路的孩子可以不穿鞋吗

这要分情况，对于刚开始学走路的孩子一般建议光脚走，从而让他们更好地掌握走路技巧，但很多时候，孩子的小脚也需要鞋子的保护才行。在宝宝开始学走路的时候，如果带孩子外出，建议穿超薄鞋底的步前鞋，既能对足部形成保护，也能让其保持一定抓地感。随着孩子成长，运动量变大，为了保护足部和方便运动，穿合适的学步鞋还可以帮助养成正确的步态。但要注意，学步期的孩子成长很快，选鞋的时候不要按照一个标准来，而应该根据步态发展规律来选。

10. 冬天给孩子选鞋越保暖越好吗

保暖当然重要，但选鞋不能只看保暖，还要看是否适合孩子的足部发育。有些家长喜欢给孩子穿毛茸茸的雪地靴和棉鞋，但要注意这些鞋子容易存在太宽松、鞋底平、不透气、鞋后跟软等问题，不利于孩子的足弓和骨骼发育，还可能增加摔倒、崴脚的风险，所以选的时候要多留心，多方面考量才行。

11. 有扁平足现象的孩子需要通过穿鞋矫正吗

扁平足现象在年龄较小的孩子中很常见，绝大部分孩子随着年龄增长，足弓的肌肉、韧带会发育完善，一般都能自己改善，但选好鞋子可以给足弓提供良好的发育空间，促进足弓健康生长，所以可以按需选择。

当发现孩子存在生理性扁平足时，如果是 4 岁以下，足弓还未发育，建议选择契合他们脚型的、有温和足弓弧度的鞋垫，同时建议鞋子后跟杯选择加硬及有一定弹性的。如果孩子已经 4 岁以上，建议带孩子验脚，根据他们足部实际情况选择合适的功能鞋垫，同样建议鞋子后跟杯选择有加硬且有弹性的，这样可以承托偏低足弓，减少后跟的过分摆动，减缓足部疲劳程度。同时，因为足部舒适，孩子会更愿意运动，让肌肉得到更多的锻炼，更能促进足部健康成长。

第五章

牢记

每天动一动，足部更健康

　　相信家长阅读了前4章的内容已经充分认识到足部健康的重要性。日常生活中，除了注意选鞋问题和日常防护外，带孩子一起进行足部健康运动，也是保障孩子足部健康发育的"秘密武器"。

　　接下来介绍由广州体育学院运动与健康学院和江博士健康鞋联合制作的足部健康运动，可让小脚丫健康发育的同时增加亲子互动的快乐时光。

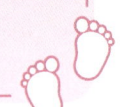

第一节 | 热身运动

　　在开始做运动之前要先热身。热身运动最主要的作用是激活肌肉，让身体做好运动的准备，避免剧烈运动造成损伤。恰当的热身运动可以增加关节的运动范围和灵活性，增强肌肉的弹性，预防肌肉损伤。在正式运动前做 10 ~ 20 分钟热身运动就可以达到这些效果。

转动足踝训练

　　适用人群：所有人群。

　　效果：增加关节灵活性。

　　方法：双脚呈站立姿势，将一只脚抬离地面约 10 厘米，保持身体稳定。站立腿的膝关节可伸直也可弯曲。离地的腿先顺时针转动足踝 10 圈，再逆时针转动足踝 10 圈。以上为 1 个动作。

　　数量和时间：左右交替完成为 1 组，每天 2 组。

[热身运动]
转动足踝训练

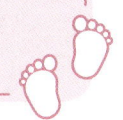

第二节 | 足踝运动

　　足踝运动主要针对脚和小腿的肌肉韧带的强度、弹性和灵活性的训练。这些动作能增强小腿肌肉的力量，促进足弓发育，提升足踝稳定性，同时还可以舒缓运动及长时间行走造成的足部疲劳。

一、双脚提踵训练

　　适用人群：所有人群。

　　效果：增强足部稳定性。

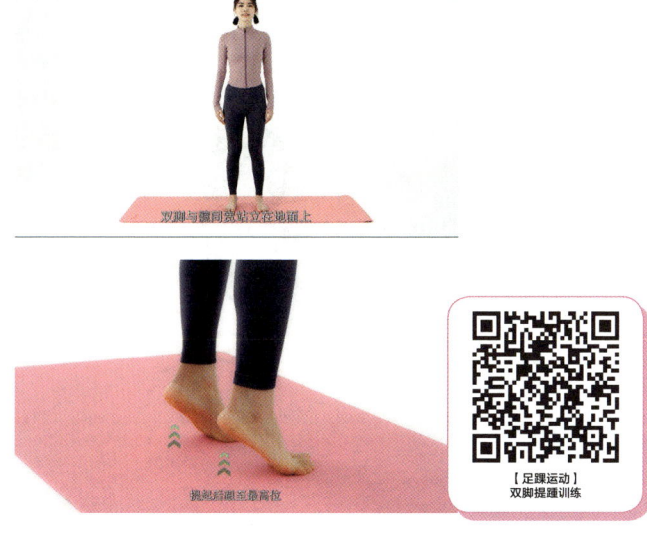

双脚与肩同宽站立在地面上

挺起后跟至最高位

【足踝运动】
双脚提踵训练

双脚提踵训练

方法：双脚与髋同宽站立在地面上，提起足跟至最高位，直至感到小腿肌肉收缩，保持 5 秒，再缓慢下降至原始体位。以上为 1 个动作。

数量和时间：10 ～ 15 个为 1 组，每天 2 组。

二、踮脚走训练

适用人群：所有人群。

效果：促进足弓发育，提升足踝稳定性。

方法：双手叉腰站立，提起足跟，用前脚掌支撑地面。膝关节伸直，双眼平视前方，前脚掌支撑来回走，直至足弓有牵拉感，及小腿后肌肉有收缩感。

数量和时间：距离 5 ～ 10 米，1 个来回为 1 组，每天 4 ～ 6 组。

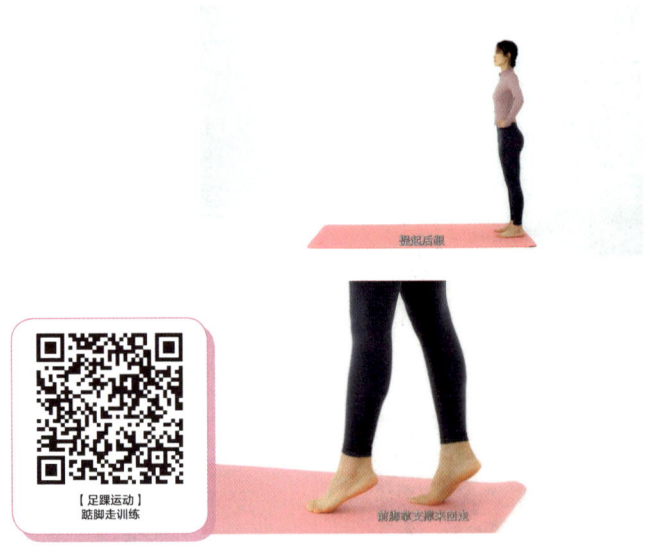

踮脚走训练

三、足跟走训练

适用人群：所有人群。

效果：锻炼小腿胫前肌肌肉力量，刺激足跟。

方法：双手叉腰站立，足跟着地，前脚掌翘起，并保持膝关节伸直，双眼平视前方，足跟支撑来回走，直至感觉到小腿前外侧肌肉有收缩感。

数量和时间：距离 5 ～ 10 米，1 个来回为 1 组，每天 2 ～ 3 组。

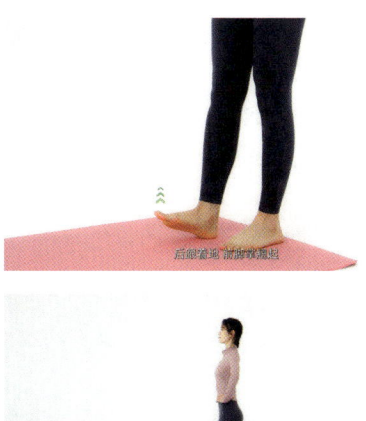

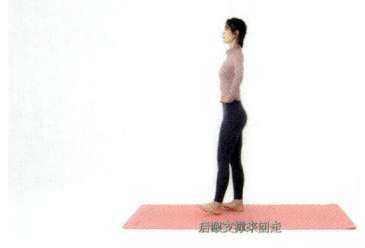

【足踝运动】
足跟走训练

足跟走训练

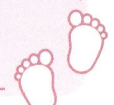

第三节 | 改善足腿问题的运动

以下是针对常见足腿问题的运动，可以改善足腿异常情况，提高运动效能及生活质量。

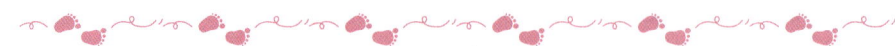

一、单腿提踵外旋训练

适用人群：足弓偏低或较低人群。

效果：增加小腿肌肉力量和足弓稳定性。

方法：双手扶墙，一只脚放在另一只支撑腿脚背，支撑腿足跟抬起，此时会感到支撑腿的小腿肌肉强烈收缩，然后以足尖作为轴

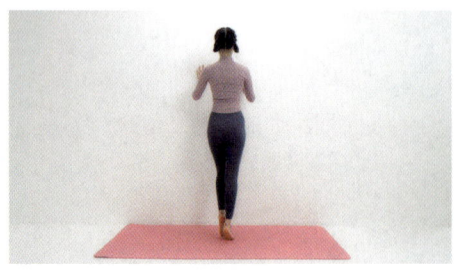

【扁平足适用训练】
单腿提踵外旋训练

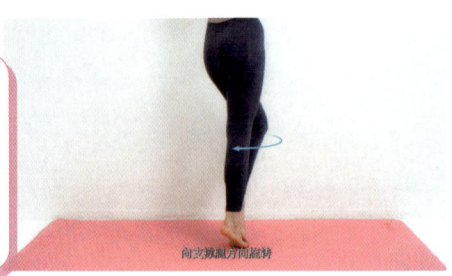

向支撑腿方向旋转

单腿提踵外旋训练

心，身体向支撑腿方向旋转，此时注意保持躯干和支撑腿同步转动。以上为1个动作。

数量和时间：单侧连续完成10～15个动作，双侧为1组，每天2组。

二、抓毛巾训练

适用人群：足弓偏低或较低人群。

效果：增加足底肌肉力量。

方法：坐在椅子上，脚掌踩住毛巾，保持脚掌和足跟不动，足趾屈伸，然后将毛巾拉向自己。这时足弓会抬高，直至感到足底肌肉收缩。以上为1个动作。

数量和时间：单侧连续完成10～15个，双侧为1组，每天2组。

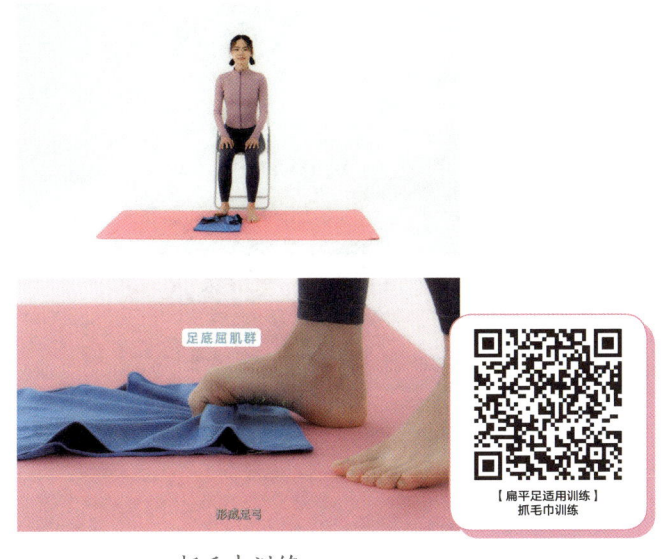

抓毛巾训练

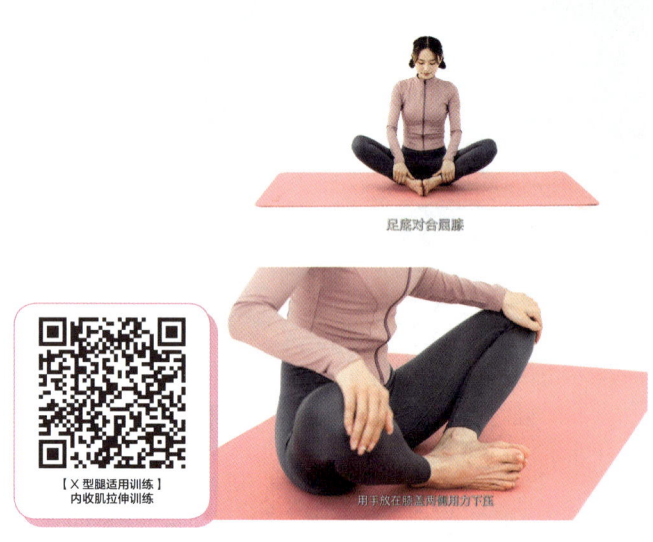

三、内收肌拉伸训练

适用人群：扁平足且伴有 X 型腿人群。

效果：拉伸膝关节附近的肌肉及韧带。

方法：坐在垫子上（普通的瑜伽垫即可），弯曲膝关节，将两个足心相对，贴合在一起。将膝关节放平，尽可能使膝关节接近地面。如果需要加强，可以将手放在膝关节上，用力向下压，在可忍受的最大限度上保持 10 ～ 15 秒，直至大腿内侧有强烈的牵拉感。以上为 1 个动作。

数量和时间：每组 3 ～ 5 个，每天 2 ～ 3 组。

足底对合屈膝

【X 型腿适用训练】
内收肌拉伸训练

用手放在膝盖两侧用力下压

内收肌拉伸训练

四、单腿站立转体训练

适用人群：内八字脚人群。

效果：强化大腿外旋肌。

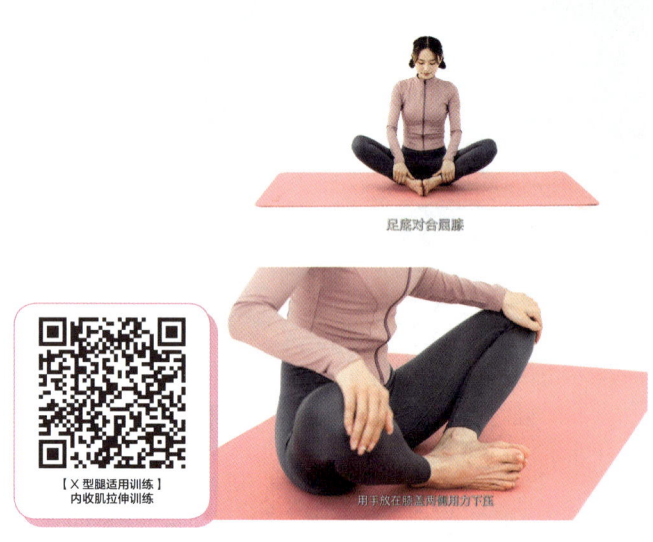

方法：单腿伸直站立，双手拉住弹力带，身体转向抬腿侧。保持躯干挺直、稳定，直至感到支撑腿臀部与大腿外侧肌肉发力。以上为1个动作。

数量和时间：单侧连续完成10个，双侧为1组，每天3组。

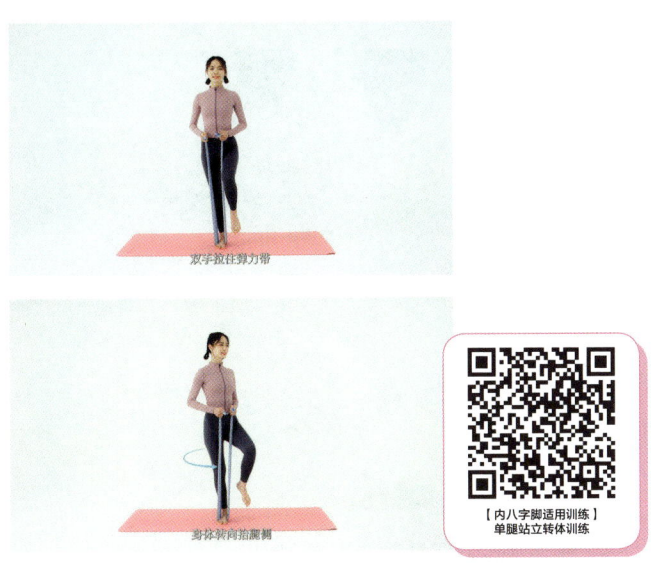

双手拉住弹力带

身体转向抬腿侧

【内八字脚适用训练】
单腿站立转体训练

单腿站立转体训练

五、跨趾屈伸训练

适用人群：跨外翻人群。

效果：增强跨趾内侧肌肉肌力。

方法：坐在椅子上，双腿自然分开，给双足的跨趾套上跨趾伸张带，并保持伸张带拉力。注意让足底紧贴地面，然后双足跨趾向上翘起，其余脚趾紧贴地面。保持5秒，直至感到跨趾疲劳，且内侧足弓受力感明显。以上为1个动作。

数量和时间：每组10～15个，每天2～3组。

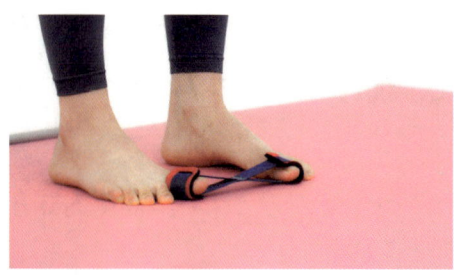

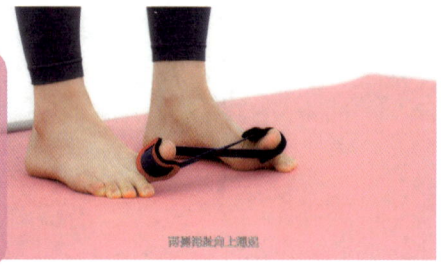

【姆外翻适用训练】
姆趾屈伸训练

姆趾屈伸训练

六、小腿外侧后肌拉伸训练

适用人群：小腿抽筋人群。

效果：抑制肌肉的牵张反射。

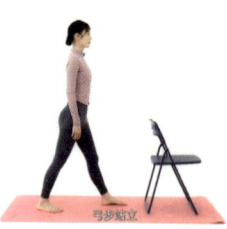

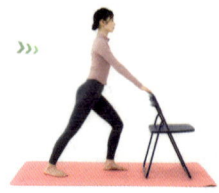

【小腿抽筋适用训练】
小腿外侧后肌拉伸训练

小腿外侧后肌拉伸训练

方法：这个动作需借助椅子以保持平衡。呈弓步站立姿势，将拉伸腿置于后侧，注意将足尖朝前，保持膝关节伸直。随后身体逐渐向前压，直至感到小腿外侧后肌得到充分拉伸。以上为1个动作。

数量及时间：每组拉伸保持20～30秒，每天3组。

七、足底筋膜按摩训练

适用人群：足底痛人群。

效果：拉伸和放松足底痛点附近的软组织，缓解足底筋膜的异常牵拉。

方法：该运动需要借助足弓棒。双足呈站立姿势，足底压住足弓棒，持续用力往下压，从足趾根部至足跟位置缓慢来回滚动。

数量及时间：单侧保持2分钟，双侧为1组，每天2～3组。

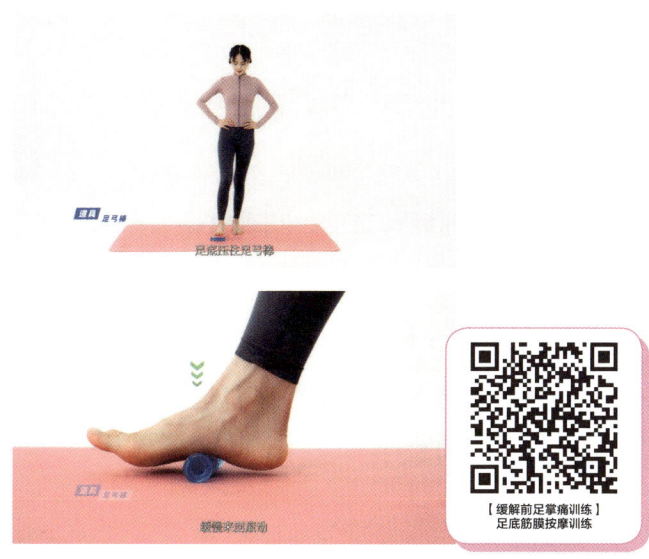

【缓解前足掌痛训练】
足底筋膜按摩训练

足底筋膜按摩训练

第四节 | 运动后的放松方法

　　运动后难免感到疲劳，许多人会直接瘫坐和大量喝水，其实这都不正确。在运动结束之后可以散步或是原地绕圈小步走，平复心率，然后再去做一些放松运动，适量喝水。因为在运动结束后，足底肌肉依然处于紧绷状态，放松运动可以进一步舒缓足底压力、放松足部肌肉、舒缓疲劳，避免影响到第 2 天的身体状态。放松运动不用做太长时间，8 ～ 15 分钟即可。

　　以下几组放松运动都属于拉伸运动，拉伸时要注意控制呼吸频率。

　　1. 手臂拉伸　挺胸站立，左手臂向上举起，肘关节呈弯曲状态，左手可以触碰到后背，右手握住左手的肘关节，向右后方拉伸，保持 20 秒，再换另一侧。

　　2. 大腿内侧拉伸　双脚距离拉远，注意脚尖朝斜前方，将身体重心放在其中一只腿上，下蹲，另一只腿伸直，双手触摸地面后换另一侧，左右交替各 10 次，注意身体保持平衡。

　　3. 大腿向前拉伸　做金鸡独立姿势，左手握住左脚，并且尽可能向上拉，让大腿感受到拉伸即可。如果感觉站不稳，也可以扶着墙进行，保持 30 秒，再换另一侧。

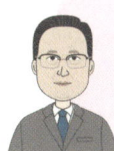

1. 如何判断孩子的运动强度是否合适

　　现在喜欢宅家玩游戏的孩子越来越多，"小胖墩""近视眼"也越来越多，不少爸妈想方设法"赶"孩子出门运动。

　　但运动强度也要因人而异。需要根据孩子的年龄、身体素质、运动类型、是否经常运动等因素决定，家长切勿照搬照抄。

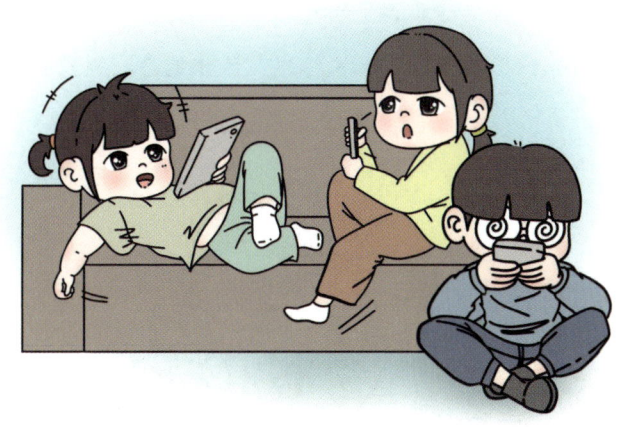

　　孩子的运动强度可通过监测心率来判断。人的最大心率标准值一般用（220 − 年龄）来推算，而运动强度最好控制在最大心率的50% ～ 70%。为方便监测，可以在运动时让孩子佩戴能监测心率的运动装备，帮助孩子做好把控，并且根据情况合理地调整、循序渐进。

2. 日常生活中如何提高孩子的运动能力

"生命在于运动"，聪明的家长都"动"起来了。

（1）开"动"脑筋发现与赞美：要善于表扬孩子，鼓励孩子多运动，切忌因没有达到自己的预期目标，而对孩子批评指责，或者过多干预。

（2）调"动"孩子兴趣：家长应根据孩子的年龄和身体状况，为孩子设计多种锻炼方式，引导孩子尝试不同的运动项目，如跑步、游泳、打球、攀岩、蹦床等，让孩子找到自己喜欢的运动，在锻炼中体验到运动的乐趣，这样才能持之以恒。

（3）以身作则一起"动"：家长是孩子最好的榜样，所以家长也应该身体力行，陪着孩子一起运动。亲子运动不但能够增进交流，还能培养孩子的观察力、执行力、协作能力，提升孩子的综合运动能力。

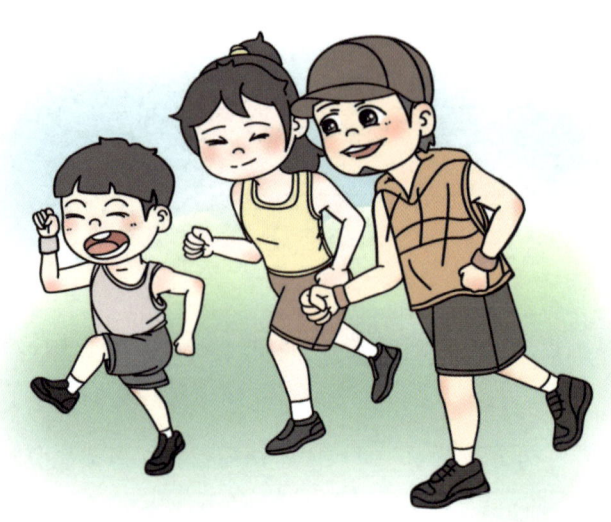

3. 孩子运动时流汗越多说明运动效果越好吗

孩子跑来跑去，前胸后背老是湿漉漉一片，特别是在夏天，运动一会儿后就像从水中捞出来一样。很多家长认为，流汗越多，孩子的运动效果越好，这个观点有失偏颇。流汗确实是一种健康的表现，运动时，机体为了保持体温的恒定，皮肤会通过出汗带走多余的热量，使人体组织器官处于稳定运行状态。但需要注意，流汗的同时也会使大量微量元素如钾、钠、钙和部分维生素随之排出体外，过度出汗可能会出现口干、心慌、心悸，甚至虚脱等症状。

所以大量流汗并不意味着运动效果越好，科学、合理地制订运动计划才是重点。

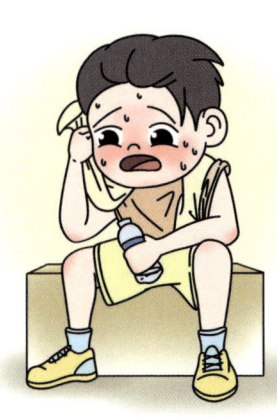

图书在版编目(CIP)数据

小脚丫大健康:家长必读/陈世益,戈允申主编. —上海:复旦大学出版社,2024.5
ISBN 978-7-309-17201-0

Ⅰ.①小⋯ Ⅱ.①陈⋯ ②戈⋯ Ⅲ.①足-运动性疾病-防治 Ⅳ.①R658.3

中国国家版本馆 CIP 数据核字(2024)第 020622 号

小脚丫大健康:家长必读
陈世益　戈允申　主编
责任编辑/肖　芬

复旦大学出版社有限公司出版发行
上海市国权路 579 号　邮编:200433
网址:fupnet@ fudanpress.com　http://www.fudanpress.com
门市零售:86-21-65102580　　团体订购:86-21-65104505
出版部电话:86-21-65642845
上海丽佳制版印刷有限公司

开本 787 毫米×960 毫米　1/16　印张 6.75　字数 75 千字
2024 年 5 月第 1 版
2024 年 5 月第 1 版第 1 次印刷

ISBN 978-7-309-17201-0/R・2076
定价:49.00 元